走出困難的冥想習慣

Heart Thinking

困難をチャンスに変えるメンタル～7つのメソッド

化困難為機會的七種方法，
迎向人生新階段

加藤史子——著
蔡麗蓉——譯
Kato Fumiko

前言

現在你內心的受傷程度是幾％？
請憑直覺，將你內心受傷的程度數字化。
是100％、80％，還是20％呢？

身為一名心理治療師，長年幫助大家處理心理問題至今，我發現越是能夠接受事實的人，內心傷害復原的速度越快。

如果你覺得內心受傷的程度很嚴重，代表你受傷得很厲害。沮喪或煩惱的事情，都不是壞事，因為真正沮喪的人，才能恢復健康。

反之，假如你覺得內心受傷的程度並不嚴重，請你試著再問自己一次，你的內心真的沒有受傷嗎？

當內心的傷害微乎其微，你並不會去克服它。但是在你已經真的沮喪到無法重新站起來時，是不是依舊自我安慰「這種事沒什麼大不了」？

如果是這樣，你可以好好感受你心中所有的情緒，好好珍惜每一種心情。

無論你現在內心感覺如何，你都要好好接受最重要的自己，好好擁抱自己。

就算絕望也沒關係。

想哭的時候，放聲大哭也無妨。

覺得痛苦時，軟弱地承認「我很痛苦」也無所謂。

希望別人幫助時，請別人「幫幫自己」也可以。

面對情緒最基本的處理方式，就是接受現下的情緒。接受眼前的情緒之後，才可能開始出現變化。

首先要認同你現在心裡的煩惱、痛苦、悲傷、糾葛、後悔……，並接受這所有的心情，第一步就從好好擁抱自己做起。

接下來，你才能從此踏出第一步，使你從絕望中看見希望、勇往直前。

不管是怎樣的自己，都是最重要的自己。

我們一直具備凡事都能克服的智慧與力量。

你的全新未來，就在這本書的後續篇幅中等待著你。

方法2

／昂首闊步再次向前走……043

方法3

／打開門肯定找得到……067

方法4／遇見內心所求……083

方法5／讓異常的身體狀況恢復正常……107

序言

讓心重生的三個階段

現在更要學會
發生任何事也能重新站起來的方法

在一開始我希望大家要明白一點，未來並沒有任何腳本。**我們總是隨時在準備無限的腳本**，在這當中有最差勁的腳本，也有最完美的腳本。

舉例來說，即便我們遇到了不好的事情，內心受到傷害，也會在那之前就備妥最差勁的腳本以及最完美的腳本。

最差勁的腳本就像下述這樣。

【最差勁的腳本】

自己遇到不好的事情

↓

內心受傷

讓心重生的三個階段

陷入負面思考，身心俱疲
↓
精神狀態變得不穩定
↓
面臨心理危機
↓
反之，最完美的腳本則像下述這樣。

【最完美的腳本】

自己遇到不好的事情
↓
內心受傷
↓
善用七種方法重振心情
↓
正向思考，找出現在能做的事
↓

從不好的事獲得學習、有所啟發，將此化為轉機，充滿力量步向人生的新階段。

儘管像這樣從相同的狀況開始出發，終點卻是大大不同。你準備的是最差勁的腳本，還是最完美的腳本——這個關鍵點攸關你內心能否重新站起來。

這種時候，我希望化困難為機會的七種方法，能讓大家派上用場。而且**這七種方法，不管你未來遇到任何事情，都能幫助你重新站起來，找到最理想的康莊大道。**

地震、災害、財務危機、世界瘟疫……，正因為身處於動盪不安的時代，更希望大家要學會，無論遇到任何事都能重新站起來的方法。

佛陀說過以下這幾句話。

無上的光榮絕非不會失敗。
而是失敗了再站起來。

請大家要記住這幾句話。

不管多少次，我們都可以重新站起來。

化困難為機會的七種方法是什麼？

究竟七種方法是哪些方法呢？

在後續章節中，會將每一個方法好好傳授給大家，現在希望大家先了解這七種方法的概要。

方法一，是**讓內心找回平靜的方法**。

人只要不安或緊張，感到壓力很大的時候，一定會夜不能寐，心浮氣躁，被不好的想法纏身。擺脫這樣的狀態，找內心的平靜，就會變成首要之務。

方法二，是**昂首闊步再次向前走的方法**。

我會教你破除腦海中浮現的負面想法，將勇往向前的力量交到你的手上。而且不會讓眼前的痛苦停留在痛苦的階段，還會告訴你如何改變觀念，將痛苦當作通往幸福的路標。

方法三，**是找出對策解決現有問題的方法**。

現在的你，或許會覺得「走頭無路」，但是事實果真如此嗎？「肯定會柳暗花明」的。在方法三，我將會教你如何找出對策解決現有的問題。

方法四，是**知曉你內心真正所求的方法**。

誠如前文所述，未來的腳本不只一個。如果你感到有些質疑，「不知道自己走的這條路究竟對不對」、「不確定自己期望的是不是這樣」，請用這個方法，釐清自己真正的內心所求。

方法五，是**從內心調整身體異常的方法**。

身心是息息相關的。每次感到壓力很大的時候，身體都會出現各式各樣的症狀，像是會失眠、食欲不振、頭暈、耳鳴、頭痛、肩膀痠痛等等。不過在解決心理的問題之後，也就能藉此改善身體狀況。所以在方法五，將會從心理學的觀點，為大家介紹如何調整身體健康。

在方法六的部分，會告訴大家**如果家人或重要的人身處絕望深淵時，怎麼做才能從心理上為他們加油**。

只要運用簡單的方法，就能讓家人還有重要的人安心入睡，使鬱悶的心情變輕鬆，所以請大家一定要試看看。

而方法七，則會教大家**用自己的力量選擇未來的方法**。

了解這個方法之後，你就能創造出你所期盼的未來。

介紹給大家的七種方法，全都是人人可以簡單做得到的方法。而且每一種方法**都具有使心情轉向積極的力量**。大家務必親自嘗試看看，同時找出適合自己的方法。

從「不安、恐懼的階段」邁向「人生新的階段」

在讓心重生的步驟中，共有三個階段。

一開始是「不安、恐懼的階段」。當我們遭遇到重大考驗或困難時，不安及恐懼的心情會加劇，變得情緒化。而且被害者意識會增強，開始大發牢騷，比方說會抱怨「都是〇〇害的，自己才會遇上這種事」，有時還會垂頭喪氣感到絕望。

現在你身處的環境，或許就是這種「不安、恐懼的階段」。但是請別忘了，人都是從重大困境中才能有所學習、成長。因此我想要教給大家的，就是化困難為機會的七種方法。

接下來你會進步到「學習與成長的階段」，領會七種方法。學會這些方法之後，凡事你就能冷靜應對，找出最好的解決方法。從頭到尾不必去批判任何人，最重要的是你會對自己充滿自信並感到驕傲。而且你學會這七種方法之後，「人生新的階段」就會呈現在你的眼前。

讓心重生的三個階段

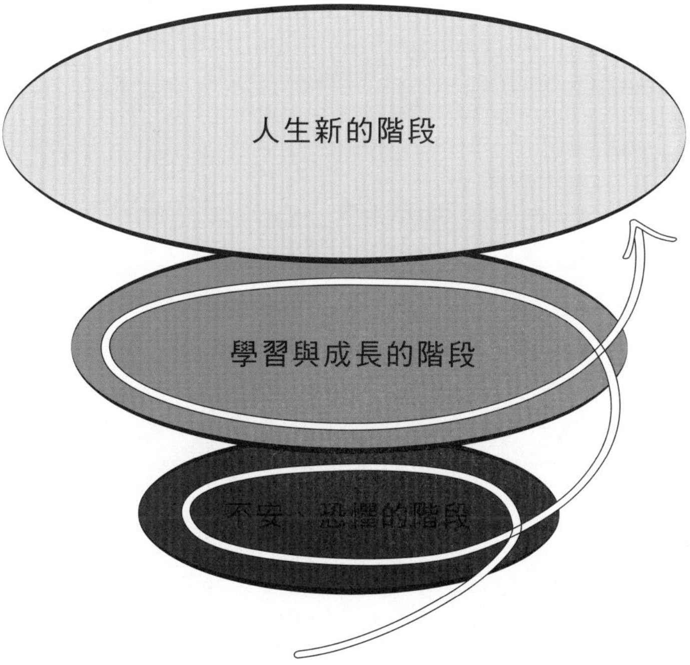

在「人生新的階段」，你能獲得真正內心所求，同時擁有滿足的人生。

來到「人生新的階段」，無論有沒有遭遇什麼事情，你都能怡然自得，不管怎樣的自己，你都會好好珍惜並接受。而且面對周遭的人或各種突發事件，你都會自然而然抱持著感謝的心情。然後你會得到自己內心真正所求之物，度過滿足的人生。

不知道大家準備好了嗎？

讓我們開始進入克服困難，朝向未來展翅高飛的課程吧！

方法 1

找回穩定的心、找回安心感

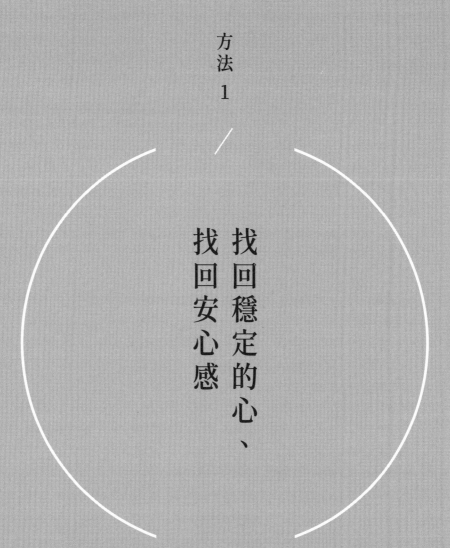

第一步～擺脫不安及恐懼

滿腦子都是煩心事、嚴重不安到內心很痛苦、只會出現悲觀想法⋯⋯。

像這樣覺得情緒超級緊繃或是充滿壓力時，心臟會噗通噗通跳、呼吸變得不順暢、凡事都手足無措、難以入眠，身體也會筋疲力盡。在這種狀態下不僅無法冷靜判斷，更無法發揮自己與生俱來的能力。

不過在這種時候，還是可以靠自己找回內心的平靜。

在方法一的部分，將告訴大家許多用來擺脫不安及恐懼的做法，找回內心的平靜。這些做法就是所謂的「緊急避難」法，避免內心被不安及恐懼長時間攻占。

這些做法都是我親自實踐過，效果顯著的方法。請大家一定要試試看，找出適合你自己的方法。

從「呼吸」掌控壓力

當不安擴大時，或是感到壓力很大的時候，你的呼吸會變成什麼樣子呢？請你一面回想備感壓力的情景，同時檢視一下自己呼吸的狀態。

接下來，再試著回想看看放心之後放鬆的狀態。請你想像著泡在溫泉裡悠閒自在的樣子，或是休假時前往海邊欣賞夕陽的模樣。這時候，你的呼吸會呈現怎樣的狀態呢？

感到壓力的當下，呼吸是不是會變淺變快呢？反之，在安心又放鬆的時刻，呼吸是否會變深變慢呢？

呼吸通常會反映出無意識的狀態。

所以當人感到不安或壓力時，呼吸一般都會變淺變快，放鬆的時候呼吸則會變深變慢。

呼吸與情緒就是像這樣休戚相關，因此留意呼吸就能掌控壓力。在感到不安或壓力的情形下，刻意使呼吸放慢加深，藉此便能轉換心情，讓內心平靜下來。

現在就來實際嘗試看看神奇的呼吸法，讓心情平靜下來吧！

這也是美國科學家團體 HeartMath Institute（心能研究中心）十分推薦的方法。據說當大腦與內心（這裡指的是心臟與心靈雙方面）調和之後，我們的身心運作就會更好。

---

❶用輕鬆的姿勢坐下來並閉上眼睛。

❷用手掌或手指輕觸胸部正中央一帶。藉由這個動作，將有助於使注意力朝向內心的部分。

❸用鼻子慢慢呼吸，同時觀察呼吸。就這樣觀察呼吸1分鐘左右，接著會發現整個人逐漸平靜下來。

4 保持這種狀態，同時從「一直很感謝的事物」、「體諒某人的心情」、「覺得小孩子或動物寶寶很可愛的情緒」當中擇一，好好體會這種感覺並維持3分鐘左右。

接下來，你能夠感覺到內心平靜下來嗎？

越來越不安而感到痛苦時，請試著用這套呼吸法調整你的內心。而且不只是在感覺不安或壓力的情形下，如果在日常生活中也能反覆進行這套呼吸法，無論你遇到什麼事，相信你心神不定的次數會減少，內心穩定的時間會變長。

這套呼吸法，屬於冥想的一種。或許有些人一直以為冥想就是在寺廟裡打坐，其實在日常生活中就能輕鬆做到。

諸如史蒂夫・賈伯斯、比爾・蓋茲、鈴木一朗選手、長谷部誠選手等人，也都會將冥想融入日常生活當中。包含Google在內，採用冥想的企業更是與日俱增，甚至在辦公室或機場等地也都有設置冥想室，如今冥想已然成為主流活動了。

冥想的種類千百種，不過最基本的做法，就只是將注意力集中在呼吸上加以觀察。

將注意力集中在呼吸上，就能隔絕腦中的思考及想法，同時還能增強前額葉皮質的迴路，而前額葉皮質便掌管著遇到事情時的情緒反應。所以反覆進行冥想，可使內心平定下來，減少負面情緒的不良影響。

例如早上搭電車上班時，試著花幾分鐘觀察自己的呼吸，光是這麼做就能讓自己在平靜的狀態下展開工作。還有搭電車回家的路上，或是邊泡澡也能邊進行方才介紹的呼吸法，這樣就能讓一整天的壓力歸零。

學會這套呼吸法後，我也十分建議大家在不同場合運用看看。

比方說可以邊數數邊呼吸，找出最適合自己的呼吸節奏。慢慢吐氣時，可以同時數著1、2、3、4，相信多數人都會在數到第7～10下時將氣吐盡；從鼻子吸氣時，則要自然地將空氣吸進體內。由於注意力會放在呼吸和數數上，所以也有助於轉換不安及緊張的情緒。

呼吸再搭配上顏色的聯想也會很有效果。譬如想像著將自己體內負面的灰色能量釋出體外，再將氣吐出，吸氣時則要想像將金光閃閃充滿希望的能量吸進自己體內，如此一來就能讓心理狀態產生變化，而且效果會更好。

何時會想讓內心在瞬間找回平靜？

當不安及緊張情緒擴大時，能讓內心在瞬間找回平靜的方法，請大家也一定要學起來。

就像「魂不守舍」、「腦中一片空白」、「心不在焉」這幾句話所言，當壓力上身時，我們的注意力會位在身體的上方。

反觀「穩如泰山」、「冷靜沉著」、「腳踏實地」這幾句話，說的就是內心平靜時注意力會落在身體的下方。

也就是說，只要將位於身體上方的注意力往下放，不安及緊張情緒就會緩解，得以瞬間找回內心的平靜。

相信很多人都聽說過「臍下丹田」一詞。臍下丹田是距離肚臍4根手指遠，位在這下方約5公分的下腹部，相當於身體中心部位厚實的一帶。只要將注意力放在這個臍下丹田的位置，就能瞬間找回平靜，切換成可以冷靜判斷的狀態。

我常在演講或講座等場合，讓大家兩人一組做實驗，看看有將注意力放在臍下丹田與沒有這麼做的人會出現哪些差異。請各位也一定要來試試看。

---

❶兩人一組面對面站好。

❷一人邊說「頭、頭、頭」，邊將注意力放在頭部，另一人壓著對方的肩膀一帶。

❸接著邊說「肚子、肚子、肚子」，邊將注意力集中在臍下丹田，另一人跟方才一樣壓著對方的肩膀一帶。

各位覺得透過這個實驗，能看出怎樣的差異呢？

將注意力集中在頭部的時候，被人壓著會站不穩。但是將注意力集中在臍下丹田之後，被人壓著也會文風不動，簡直就像身體軸心變得牢固不移，其實這就是**腳踏實地得以冷靜判斷的狀態**。

我在碩士論文的研究中，曾經將這個方法教給約１００名的中學生，請他們親自試試看，結果他們除了內心會平靜下來之外，專注力及理解力也變好了。還有許多人跟我分享他們的感想，當他們在聽別人說話時將注意力放在臍下丹田之後，變得更能理解對方在說什麼。由此可知，**將注意力放在臍下丹田，除了判斷力會提升，專注力及理解力也會增強**。

另外還有一個朋友跟我說，他覺得跑步的當下將注意力放在臍下丹田，還**有助於拋開心中雜念**。之前他一直很想在跑步時拋開所有的思緒，卻總是很難做到，沒想到他將注意力放在臍下丹田後，竟發現自己在不知不覺間放下了心中雜念。所以想要摒除雜念找回內心平靜的人，請一定要試試看將注意力放在臍下丹田。

讓心情輕鬆平靜下來的「五個問題」

內心感到痛苦時，有一個冥想法希望大家來試試看，就是「瑟多納釋放法」。

瑟多納釋放法是萊斯特．利文森在約莫50年前研發出來的方法。這是一種從每天懷抱欲求不滿、擔心、嫉妒、壓力、恐懼的情緒、身體偶發的痛苦中獲得解放的手法，全世界都有人體驗過，並親身感受到效果。

瑟多納釋放法的做法非常簡單。當負面情緒湧現時、內心感到痛苦時，用簡單的5個問題問問自己，再回答這些問題即可。問題的答案可以回答「是」或「不是」。只要回答問題，內心就會輕鬆平靜下來。

5個問題如下所示。

你現在有什麼感覺？
你能容許現在湧現這種感覺嗎？
現在你能放下這種感覺嗎？
你要放下這種感覺嗎？
何時要放下？

5個問題回答完畢之後，相信又會再萌生出新的情緒。如果是這樣，面對新的情緒同樣要重複問自己5個問題，一直問到自己內心放鬆下來為止。

現在大家就來體驗看看吧！

---

❶ 你現在有什麼感覺？

閉上眼睛問問自己，將注意力朝向自己的內在。

❷ 你能容許現在湧現這種感覺嗎？

像這樣詢問自己，在這瞬間，即便腦海中懷抱著某些想法或情緒，都要認同並接受這些情緒。

❸ 現在你能放下這種感覺嗎？

詢問自己的內心如何處理情緒，無論回答「是」或「不是」都沒關係。

❹ 你要放下這種感覺嗎？

詢問自己的內心是否要放下情緒。不管回答「是」或「不是」，坦白說出腦海中浮現的答案即可。

❺ 何時要放下？

詢問自己的內心什麼時候要放下情緒。不論答案是「現在」或不是「當下」，怎麼回答都可以。

誠如前文所述，不管是怎樣的情緒，加以否定「禁止去感受」，或是予以無視「認為沒什麼大不了」，情緒還是不會消失。所以不要加以否定，也不能予以無視，唯有能認同自己的感受，才可以放下情緒。

內心感到苦悶時，請試著反覆提出這5個問題，直到自己感覺輕鬆為止。無論你回答「是」或「不是」，相信心情都會緩和下來變得輕鬆愉快。

放鬆身心讓緊張情緒歸零

頭痛、頭暈目眩、肩膀痠痛、食欲不振、失眠……，你會不會出現這樣的身心不適症狀？遇到這種時候，請試著在日常生活當中空出時間，好好調整自律神經。

自律神經分成在清醒時及緊張時會發揮作用的交感神經，還有睡眠時及放鬆時會發揮作用的副交感神經。

持續感到壓力或緊張的話，只有交感神經會一直運作，自律神經將失去平衡。自律神經失調不僅會對精神層面造成影響，還會影響到內臟、骨骼及肌肉等部位，引發許多不適症狀。

新板橋診所的院長清水公一醫生認為，調整自律神經最有效的做法，就是按摩僵硬緊繃的腹部，並將這種做法納入了治療的一環。

接著就來為大家介紹這個方法。

❶慢慢按壓插圖（參閱35頁）所示腹部的部位

無論站著、坐著、躺著，任何姿勢都沒關係。首先要慢慢按壓心窩與肚臍的中間。感覺變硬的時候，就是聚集成束的自律神經因壓力或緊張而變得硬梆梆了。接下來再試著慢慢按壓心窩周邊。肚臍的左右兩側也要慢慢按壓。

❷用手溫柔地按摩變硬的部分，同時跟自己說說話

一面跟自己說：「辛苦你了」、「沒事的」、「放心吧」、「謝謝你」，同時溫柔地按摩一下，好好慰勞自己的身心。

❸藉由逆腹式呼吸，進一步調整自律神經

首先要維持腹部內縮的狀態，盡全力吸氣。吸完氣後暫時停止呼吸，使腹部盡量鼓起來。就這樣讓腹部鼓起來，再從嘴巴「呼～」地一聲將氣吐盡。

清水醫生將這個方法取名作「重置法」，建議大家一天做30次左右，好好調整

自律神經。

我自己也是一有心事就會壓力很大，導致腹部變僵硬，所以我時常採用清水醫生的方法，頻繁按摩腹部加以放鬆，同時向自己喊話。

一直感到壓力大而身心俱疲時，更應該對自己好一點，說好話讓自己安心，這點可是非常重要。

使身心遇到任何狀況都能放鬆下來

到目前為止，已經教大家在不安及恐懼擴大時找回內心平靜的方法，還有身心俱疲後慰勞自己的方法。接下來，將會傳授大家如何鍛鍊身心，讓大家遇到任何困難都能順利克服。這時候最關鍵的一個字，就是「放鬆」。

當大腦感到威脅，交感神經就會活躍起來釋放出腎上腺素，從下視丘分泌出來的賀爾蒙將刺激腎上腺，使皮質醇釋放出來。一旦皮質醇過多，不會攸關生命的身體機能幾乎都會停止下來，因此消化會變慢，血管會收縮（肌肉中的大血管會肥大），聽力會減弱，視野會變窄，心跳會加速，變得口乾舌燥。

這種急性壓力反應長時間持續下去，身心將出現各種負面影響，例如憤怒、鬱悶、不安、胸痛、頭痛、失眠、免疫不全等等。

如何讓大腦及身體在面對壓力時出現不一樣的反應，就是要「放鬆」。接下來要請大家嘗試的，就是要好好學會放鬆的第一步。

按壓心窩與肚臍的中間及周邊

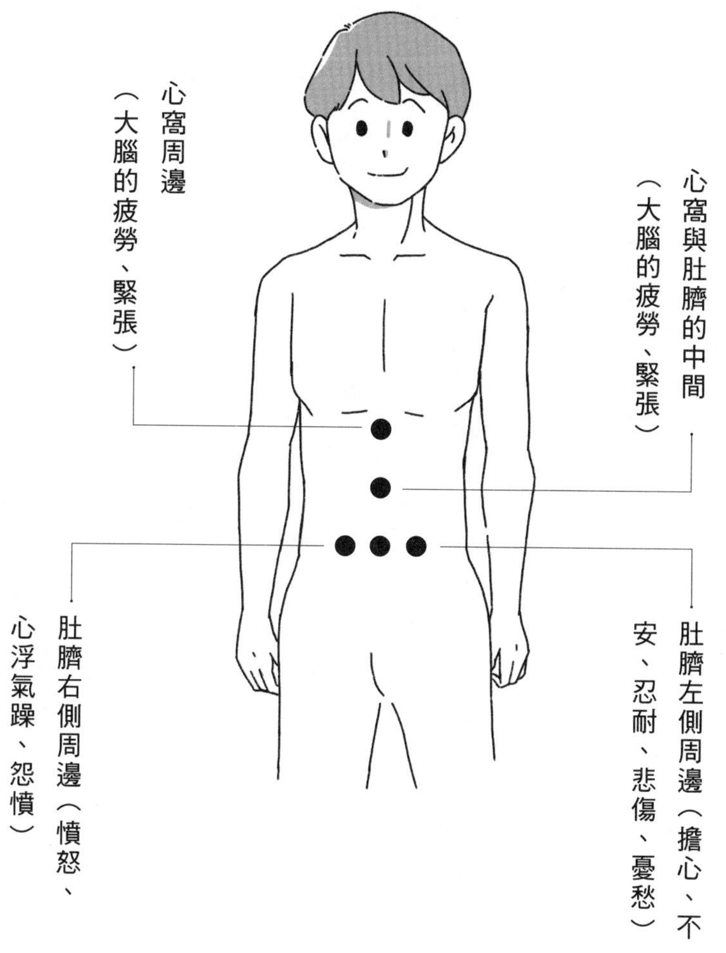

現在馬上來做做看。

❶ 坐在椅子上，從鼻子深吸一口氣，再從嘴巴「呼——」地一聲將氣吐出，並重複做3次。

❷ 接下來將注意力放在腳尖上。好好感覺一下腳尖，稍微動一動。

❸ 將腳尖拱起來再伸直，從鼻子深吸一口氣，再從嘴巴慢慢吐氣。可以感覺到腳尖逐漸變沈重了嗎？

❹ 現在要依序放鬆腳踝、膝蓋、大腿。試著感覺一下雙腳變沈重，往椅子裡陷下去。

❺ 繼續將背肌挺直，放鬆腹部的肌肉。

❻ 接著要放鬆胸部。深呼吸再吐氣後，試著讓胸部鬆弛下來。

❼ 感覺心臟的聲音，逐步放鬆心臟周邊的肌肉。心臟是將血液和氧氣送

到全身的肌肉，因此和其他肌肉一樣，都能加以放鬆。將注意力集中在胸部中心，體會看看胸部肌肉放鬆下來的感覺。深呼吸後，請進一步放鬆肌肉，同時感覺心臟的鼓動。吐氣後，請試著再一次專注地放鬆胸部的肌肉。心臟會通過迷走神經，與腦幹中名為延腦的部分相連結。放鬆後呼吸會變慢，藉此活化迷走神經之後，副交感神經便就會受到刺激，於是心跳數及血壓便會下降。

❽ 其次要讓肩膀放鬆，隨後讓頸部和下巴放鬆。舌頭要落在嘴巴底部。使眼睛與額頭緊繃再鬆弛下來。

❾ 最後讓身體所有的肌肉放鬆下來。

用這個方法緩解身體的緊張，就能解除內心的緊張。而且這個方法平時應多加練習，這樣當你感到不安或恐懼時，才能讓自己放鬆下來。如此一來，即便遭遇困境，還是能用放鬆的身心做出冷靜的判斷。

找到切換內心狀態的「開關」

在方法一的最後要教給大家的，就是切換內心狀態的「開關」。

想讓沮喪的心情立即切換成積極心態、希望心浮氣躁的自己能夠冷靜下來……。這種時候只要手中握有這個開關，你就能隨心所欲切換內心的狀態。

每當你腦海中聯想到檸檬，口中會不會分泌出唾液呢？

大家都知道檸檬很酸，所以只要腦中想到檸檬，身體就會起反應。

利用這種想像某事物後，身體會連帶起變化的機制，創造一個開關讓自己切換成期望中的狀態，這便稱作「錨定效應」。

舉例來說，回想起過去可以心平氣和冷靜應對的記憶時，在我們的心中可以沉著克服一切的自信就會甦醒過來。不斷重複這種經驗之後，就能創造出一個開關，使自己切換成穩定又自信的狀態。

畢竟是**強化反應的迴路後，靠反射作用切換狀態，而不是用想像的方式進行切換**，因此就算很難用大腦控制，還是能在反射作用下完成切換。

話說回來，假如任何狀態都能切換，你想切換成怎樣的狀態呢？

「冷靜的狀態」、「擁有安心感的狀態」、「積極的狀態」、「充滿自信的狀態」、「喜悅滿足的狀態」……。請你想像一下想切換的狀態。

想像好了之後，依照以下步驟創造出切換的關關吧！

---

❶ 決定好想要切換的狀態。例如「冷靜」、「安心」、「積極」等狀態。

❷ 回想起過去曾經處於這種狀態下的記憶。比方說「和某某人說話的時候」、「看到雄偉大自然的時候」等等。

❸選出一個適合這種過去記憶的顏色。例如「藍色」、「綠色」、「旭日的顏色」等等。

❹在步驟❸決定好顏色之後，將這個色環與眼前發生的事聯想起來。

❺回想起過去期望狀態下的記憶，沉浸在這樣的回憶之中。

❻感覺已經處於期望的狀態之後，往前踏出一步，進入到這個色環當中。接下來好好回想過去的記憶，同時體會一下在這種狀態下的感覺，還有自己選定的色環有何感覺。如此一來，大腦就會創造出經驗與顏色連結的全新神經迴路。

❼往後退一步，離開色環。深呼吸使狀態重置，並稍微活動一下身體。

❽隨後由❹～❼再重複做4次。反覆這些步驟，逐步強化全新創造出來的迴路。

❾在這個步驟不要去回想過去的記憶，而要想像在步驟❸選定好的色環

出現在自己眼前，並進到這個色環當中。此時請好好檢視一下自己的狀態出現怎樣的變化。

如果迴路已經徹底形成，只要想像色環並進入色環當中，就能切換成期望的狀態。感覺無法順利切換時，再試著將❹～❼重複做3次左右。

❿現在用創造出來的開關色環切換成自己期望的狀態，同時想像未來自己會做出怎樣的舉動。

⓫現在要想像一下，將創造出來的開關色環收進口袋當中。接下來要記得，想用的時候隨時將這個開關色環拿出來使用。

情緒還有身體的狀態，有時很難靠意志加以掌控。心裡想著「不可以害怕」，卻還是會感到恐懼，提醒自己「不能生氣」，有時仍然會壓抑不了怒氣。但是用這個方法創造出切換情緒的神經迴路之後，就能輕易切換成自己期望的狀態。

舉凡冷靜的開關、安心的開關、積極的開關、放鬆的開關、體諒的開關、開心的開關、充滿自信的開關，你可以創造出切換成各種狀態的開關。

請大家盡情打造你想要的無數開關！

方法 2

昂首闊步再次向前走

用提問方式擊敗負面思考

在方法一已經教大家擺脫不安及恐懼，找回內心平靜的方法了。不知道你有找到適合自己的方法了嗎？

來到方法二的部分，將介紹大家擊敗負面思考，在困難重重之中也能發現希望的曙光，然後再次勇往向前的方法。

其中一個方法，就是試著向自己提問以驗證自己的想法。當不安襲來，被負面思考支配時，請你試著用下述問題問問自己。

關於這些想法，事實的比例佔幾成，想像的部分佔幾成呢？

我想說的重點，就是負面思考通常會令人感到痛苦。我們往往以為自己會依據事實加以思考，其實多數都是從事實中衍生出負面思考，於是負面思考才會讓人感到痛苦。

舉例來說，假設我「長期入不敷出，經濟困窘，煩惱痛苦到快要活不下去了」。「長期入不敷出，經濟困窘」是事實，但是「（因為經濟困窘）快要活不下去了」卻是自己在胡思亂想。因為無論再怎麼入不敷出、經濟困窘，還是能夠活得下去，絕對不是人生的終點。

試著將現實與想像的部分區分開來思考，使想像的部分轉為正向的想法吧。如此一來，你便能改變痛苦的現狀，不再受限於個人的認知方式或思考模式。

我來聊聊我自己的故事。東日本大震災後，因為經濟支柱的丈夫失去工作，我家收入銳減，必須單靠我一個人的收入養活一家四口，如何擠出房貸、生活費還有二個兒子的學費，都讓我苦惱不已。

因此我們選擇從千葉縣的舞濱，舉家搬遷到長野縣的安曇野生活。這個決定，是為了讓我們家能夠生活下去。但是搬家之後我才發現，住在都市的缺點比優點還要來得多。

一開始，都市的生活習慣與鄉下截然不同，無法評斷都市住起來舒適，還是鄉下住起來快活。當我發現生活習慣會因地區性而異之後，讓我察覺到一點，其實自已根本沒必要受限於過去一直習以為常的生活。

比方說當初住在舞濱時，我的生活樂趣就是上渡假飯店享用美食。然而高級飯店的餐點，壓根兒比不上現採蔬菜來得美味。不用花大筆金錢，也能在鄉村擁有豐富又健康的飲食生活。再加上我很喜歡花，從前在舞濱十分享受插花的興趣，不過來到安曇野生活之後，所到之處皆有群花綻放，因此也沒必要以插花為樂了。

在安曇野映入眼簾的風景，美得像一幅畫。一覽無遺的天空，還有空氣的氣味，甚至連入耳的聲音都與都市有著天差地別。

在鳥鳴中醒來，伴著鷹聲飲茶，聆聽蛙聲入眠，時間緩慢從容地流逝。

如此滿足的生活，直到我移居安曇野才終於明瞭。現在我還是會因為工作來到都市，卻已經覺得都市會讓我生活不下去了。

東日本大震災後，如果你跟我一樣，因為某些原因導致生活驟變而感到不安，我想告訴你一件事——**即便生活因為某些原因發生變化，也絕對不是件不幸的事。**

將腦中的聲音轉換成「正向語言」

當不安擴大時，你的腦海中會聽見怎樣的聲音呢？

「這個困境會持續到什麼時候？」
「我可能已經撐不下去了……」
「我真的好糟糕！」
「好想逃走……」

當腦海中出現這些負面想法，就會變得愈來愈不安而感到害怕。但是，不如將這些負面想法切換成這樣的語言看看吧？

「沒事的！」

「一定會有辦法解決。」

「我一定做得到。」

「現在能做什麼就去做。」

只要將腦海中的聲音切換成這樣的正向語言，內心的狀態也會逐漸轉變。於是你將能找回沉著與冷靜，讓心情變得勇往向前。

在腦海中聽見的聲音，屬於一種「自動思考」。平時我們並不會察覺到這種聲音，但是**這種在腦海中會聽見的聲音，其實會衍生出情緒並影響身體狀態**。因此，儘管狀況沒有改變，但是將腦海中的聲音轉換之後，就能使情緒及身體狀態發生轉變。

我在演講或講座上，都會請大家做下述這樣的實驗。我認為這項實驗可以讓人實際體會到語言會對自己帶來哪些影響，所以請大家一定要來試看看。

---

❶兩人一組面對面站好。

❷一人將單臂抬高至肩膀的高度，用力保持水平。另一人由上方將對方

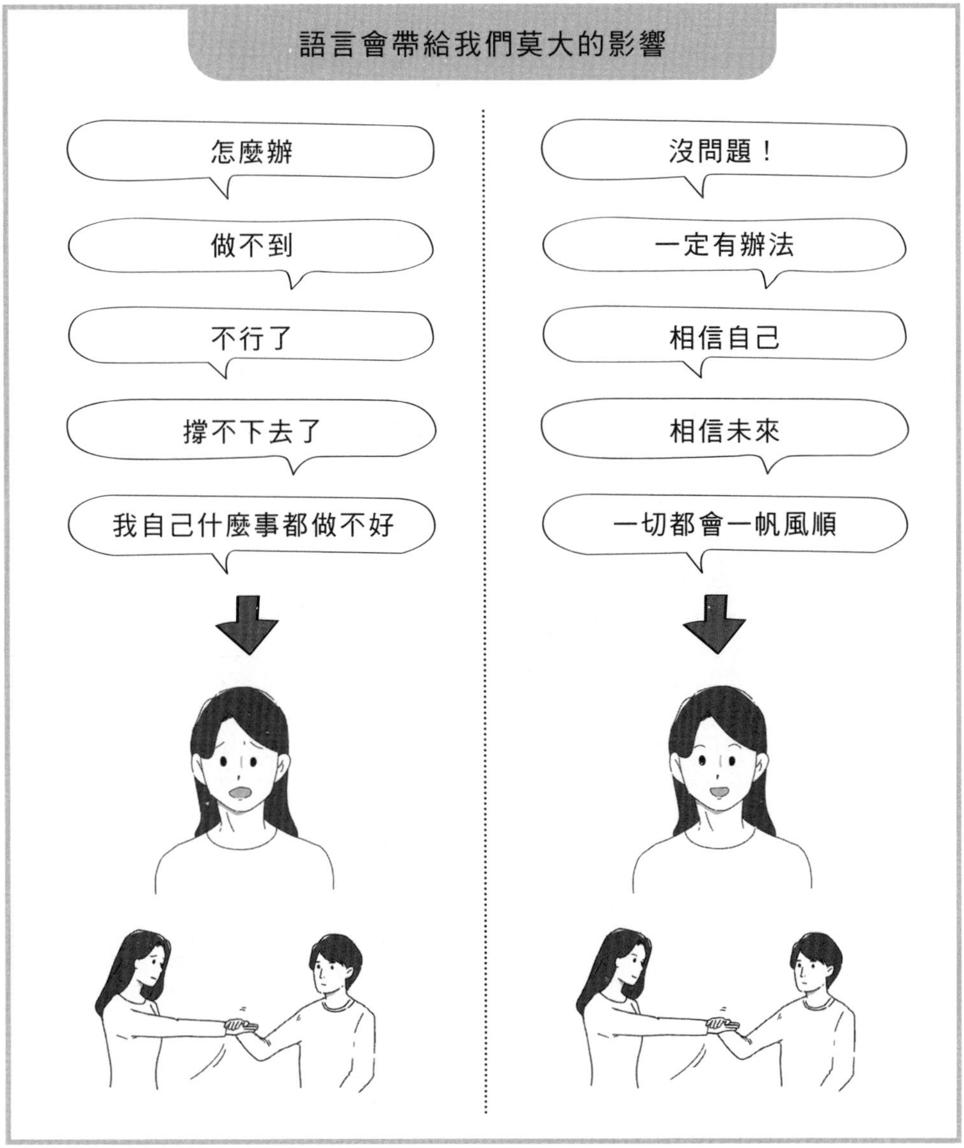
語言會帶給我們莫大的影響
怎麼辦
做不到
不行了
撐不下去了
我自己什麼事都做不好
沒問題！
一定有辦法
相信自己
相信未來
一切都會一帆風順

抬高的手臂緩緩往下壓，同時查看力量有多大。

❸ 其次將單臂放下，全神貫注地將下述一連串的話說3次：「怎麼辦」、「做不到」、「不行了」、「撐不下去了」、「我自己什麼事都做不好」、「無能為力」、「受不了了」、「到底想說什麼」、「未來一片黑暗」、「好想逃」。

❹ 說完之後，再將單臂抬高至肩膀的高度，用力保持水平。另一人由上方將對方抬高的手臂緩緩往下壓，像方才一樣查看力量出現了怎樣的變化。

❺ 接著將單臂放下，全神貫注地將下述一連串的話說3次：「沒問題！」、「一定有辦法」、「相信自己」、「相信未來」、「一切都會一帆風順」、「我做得到」、「現在能做什麼就去做」、「讓心情平靜下來」、「大家都會幫忙」。

❻ 說完後，再將單臂抬高至肩膀的高度，用力保持水平。另一人由上方將對方抬高的手臂緩緩往下壓，像方才一樣查看力量出現怎樣的變化。

你覺得會出現怎樣的變化呢？

在演講會或講座上，約9成的人實際感覺到**說完負面語言後力量會減弱，說完正向語言後力量會增強**。而且對於力量會因為不同語言而出現如此的變化，都感到十分驚訝。

其實說出負面語言除了力量會減弱之外，情緒也會低落，反之說出正向語言之後，不但力量會增強，心情也會變得積極向前。

腦海中聽見的語言會在無意識中冒出來，所以多數人平時並不會察覺。從今以後，請你試著留意腦海中的聲音並轉換成正向語言，讓自己內心的狀態產生轉變。

對你而言，哪一句話會讓你最有力量呢？

例如「沒問題！一定有辦法」、「我做得到」、「大家都會幫忙」等等，請你找出對你來說最能帶來力量的一句話吧！這樣一來，當你感覺不安或恐懼擴大時，**請將這句話當作護身符唸出來看看**。相信你的心情會變得積極進取，能夠找回你原來的力量。

善用「積極問題」勇往向前

在前一章節，已經教大家要留意腦海中聽見的聲音，將這些聲音從負面語言轉換成正向語言後，也就能使情緒及身體狀態有所轉變。

接下來，要介紹大家進一步強力轉換情緒及身體狀態的方法，這個方法就是向自己提問。

問題共有2種，**會改善個人情緒及身體狀態的問題稱作「積極問題」**。反之，會造成個人情緒及身體狀態不良影響的問題，則稱作「消極問題」。

舉例來說，以下的問題就是消極問題。

「為什麼事情會變成這樣呢？」

「未來會變成怎樣呢？」
「收入減少後還能維持生活嗎？」

當你在腦海中聽見了這樣的問題，不安及恐懼一定會逐漸擴大。

反過來說，積極問題則是像下述這樣的問題。

「現在能做什麼？」
「如何才能克服？」
「克服之後會有怎樣的未來在等著你？」
「怎麼做才能維持生活？」
「未來將如何超乎自己想像呢？」

用這樣的**問題向自己提問之後，心情會變得積極向前，逐漸將焦點放在現在做得到的事情上。**

坦白說，**每一個問題都具有相當大的力量。**我們人類只要聽到問題自然就想找出答案，因此為了理解問題，會無意識地接受這些文句中內含的前提條件。

比方說聽到「怎麼做才會順利？」的問題時，前提條件便內含了「一定有辦法順利解決」、「可以找到順利解決的方法」。

當然不使用提問的方式，例如說些「一定會順利」的正向語言也很有幫助，但是說完這些正向語言還是覺得事情不會順利的人，請試著改成提問的方式，這樣才容易轉換心情，不再抵抗去接受正向語言。

大家不妨事先準備一些問題，好讓自己的心情能夠轉為積極向前。這樣一來，即便不安及恐懼變大時，還是能夠力量十足地轉換情緒及身體狀態。

另外，遇到想幫助其他人轉換心情時，也可以藉由向對方提問的方式，讓對方的情緒產生轉變。舉例來說，看見某人心情十分沮喪的樣子，便問對方：「渡過這個難關後你想做什麼？」這樣也能讓對方的心情有所轉變。因為對方會感受到問題中內含的前提條件，譬如「這個難關一定能克服」、「將來你可以做自己想做的事」，這樣就能讓對方在無形中得到勇氣。

玫瑰色人生遊戲～描繪未來的課程

你已經逐漸找回積極向前的心情及力量了嗎？

接下來要用「玫瑰色人生遊戲」，想像一下璀璨的未來。「內心還沒有調適好」的人，請你也一定要來試試看接下來的課程，幫助你在心裡描繪出璀璨的未來。

所謂的玫瑰色人生遊戲，是以0歲為起點，擲出骰子後將眼前出現的點數加上年齡，並想像到了這個歲數「擁有怎樣的人生才會開心」，將虛構的人生寫下來的課程。

有一次我讓兒子就讀的浦安市見明川小學五、六年級生，約120名同學在生涯教育的課程中，實際操作了這項玫瑰色人生遊戲。讓孩子們親自玩過之後我發現到一點，就連一開始想不到如何描繪個人美好未來的孩子們，在遊戲時**反覆於腦海中描繪玫瑰色人生的期間，竟開始能夠逐漸想像出令人開心期盼的未來了。**

玩過玫瑰色人生遊戲的人，大約有了25次的經驗之後，就會開始想像充滿希望的未來，運用到過去從未使用過的大腦迴路。我們的**大腦在運用過後才會發展，因此反覆想像充滿希望的未來，能將充滿希望的未來描繪出來的大腦迴路就會發展起來。**

當時我兒子還是小學一年級生，所以是在家裡，而不是在學校玩了玫瑰色人生遊戲。起初他看起來並不太會夢想自己的未來，但是體驗過一次玫瑰色人生遊戲之後，隔天開始他就會改版成他心目中最美好的未來了。不斷累積經驗讓眼中的世界更寬廣後，他一直在編新自己的未來，察覺「這樣的人生方向也許會更快樂」，見到他這付模樣，我發現**只要有過1次經驗能描繪出充滿希望的未來，接下來就能培養出持續夢想最美好未來的能力。**

不只是小孩子，包含大人也需要養成想像美好未來的能力。而且對於接下來期盼再次創造全新未來的人來說，這種能力非常重要。

現在就來為大家介紹玫瑰色人生遊戲的玩法。

❶ 準備紙、筆和骰子。

❷ 在紙上畫下起點，這裡就是生日（0歲）。

❸ 擲出骰子後，將眼前出現的點數加上年齡，把你認為在這個歲數最幸福的事寫在紙上。舉例來說，擲出3點就是3歲。寫下在3歲時覺得最幸福的事。這是在描繪虛構人生的遊戲，所以並不是實際發生過的事，請寫下你心中的美好人生經驗即可。

❹ 再一次擲出骰子，將眼前出現的點數加上剛才的年齡，把你認為在這個歲數最幸福的事寫在紙上。例如擲出4點，就是3加4等於7歲。寫下在7歲時覺得最幸福的事。

❺ 直到自己的人生結束為止，重複這個遊戲規則。

這個遊戲可以一個人玩，也可以和家人朋友一起玩玩看。幾個人依序擲骰子並描繪出最美好的未來，這樣一來除了自己之外，還能同時體驗一下別人夢想的未來。

在自己現在這個年齡以前的事情，都是想像出來的，請自由寫下童年有哪些經歷會比較好，同時這也是在訓練自己用積極的心態做想像，如此一來才能在夢想未來時，在腦中描繪出充滿希望的未來。

其實大家親自玩過之後會發現一點，觀察玫瑰色人生遊戲中描繪出來的人生，就會知道自己一直在追求什麼，也就是說，會**顯露出「幸福未來中必要的個人價值觀」**。為了再次創造全新的未來，也為了察覺自己在幸福未來必要的價值觀，請大家一定要運用玫瑰色人生遊戲好好練習。

遭遇困難越能發現希望之光

每當我們遇到難關，焦點總是會自動朝向負面的事情。為了迴避危險，留心負面的事情是很重要的一件事，但是僅關注負面的事情，不安一定會逐漸擴大，對於未來只會存在悲觀的看法。

所以更應該反過來，**愈是身處困境愈要刻意發覺正向的一面，如此一來內心才會安定，意志力也會變得更強大**。但在困境中真的很難發覺正向的一面，不過經過訓練之後，自然就會做得到了。

比方說，致力於研究及推展抗老醫學的眼科醫師坪田一男醫生，他在著作《ごきげんな人は10年長生きできる~ポジティブ心理学入門（暫譯：開心的人能多活

10年～正向心理學入門）》一書中提到，每天將當日發生的「3件好事」寫下來，讓大腦只會去查找一天中發生的「好事」來回顧，天天持續做這件事之後，正向思考的神經脈絡就會形成並強化，隨後便能創造出凡事都容易正向思考的大腦了。

後來在一項實驗中，讓某組人長達1週時間每天持續寫「3件好事」，在1個月後、3個月後、6個月後的追蹤調查中，發現這組人比沒有持續寫的另一組人感到更幸福，沮喪的次數也減少了。哈佛大學的學生們也會實施這項訓練，據說真的發揮了預防憂鬱症的效果。

牛津大學情感神經科學中心的伊萊恩・福克斯教授指出，所謂樂觀的心態，是面對未來能夠抱持真切希望的人，相信「凡事都能解決」、「不管發生任何事一定可以處理」。現下每天就是要以「遇到任何事一定都可以好好解決」的心態追求人生。

接著就來開始進行發覺「好事」的課程吧！

---

❶ 試著找出10件今天覺得很好的事情並寫下來。例如「天氣很好心情很愉快」、「味噌湯很好喝」、「搭電車時讓位給別人坐，對方跟自己道謝」等等，什麼事情都可以，試著找出10件自認很美好的事情吧。

❷ 假設現在你正陷入困境，如果在這當中有好事發生，那會是什麼事呢？什麼事情都可以，請你試著寫下來。

❸ 克服這次難關之後，想想看最美好的未來會是如何？

❹ 查看一下寫下來的內容。

你能夠找到幾件「好事」呢？

我每天都會找出10件好事寫在筆記本上，藉由這項作業，**我真的感覺內心狀態有了驚人的改善**。而且每天持續這麼做之後，我開始覺得心情很好的時間變長了，同時還會帶來好運。所以想要提升運氣，關鍵便在於心情好的時間越長越好。

「笑就對了」，麗思卡爾頓酒店日本分公司的前任社長，高野登先生說過這點非常重要。不管遇到任何事，最重要的就是尋找帶來笑容的種子，找到能一同歡笑的伙伴，生活中要捕捉微笑的機會，藉此提升生命力之源的免疫力。

無論遭遇到任何困難，都要在困境中找到希望之光，切記「笑就對了」。這道希望之光將照亮你的未來，這個笑容將帶給你鼓勵。

痛苦才是通往幸福的路標

漫長人生中，一定會遭逢幾次逆境。

「那時候雖然很辛苦，不過多虧當時發生那件事才有現在的我」，相信這樣的經驗你也有過吧？

舉例來說，以前我還在公司上班時，受到上司職權騷擾，身心全都發生異常而生病了。我想要讓自己的身心振作起來——於是才開始專心攻讀起心理學。後來一頭投入心理學持續鑽研之後，不知不覺間竟成了教大家轉換心理狀態的專家。當時雖然很煎熬，卻因為某件事讓我的意志力變強大，還讓我遇見了真正想從事的工作。

在我身邊也有人經歷過人生的萬丈深淵，才能因此察覺到重要的事情，隨後擁有自己真正盼望的人生。這些人的共同點，就是他們都**在人生的低谷找到對自己而言真正重要的事情**。

我剛開始學習心理學的時候，加入了過程導向心理學創始人阿諾德・明德爾博士的研究會。

根據明德爾博士的說法，世上存在無形的階層，**大家眼中的「地獄」階層與「極樂」階層，在過去其實沒什麼不同**。事實上「閻羅王」與「地藏王」的地位是一樣的。明德爾博士認為，日本佛教的觀念教導大眾，**人會因為身處於不同的階層，而對地獄或極樂產生不同的認知。所以去到不同的階層看過之後，才會懂得「現在讓自己痛苦的事」是「通往幸福的路標」**。

而且明德爾博士還說：「凡事都有肯定的意圖。」我們不管在何時，都會被導向浩瀚天地間「感覺良好的肯定意圖」，即便**身處於內心痛苦的當下，此時世界上還是存有肯定的意圖**。

你正在面臨的困境，如果存在充滿愛的肯定意圖，那會是怎樣的意圖呢？這種經驗會是一個轉機，讓你察覺到什麼、學習到什麼嗎？

相信就會成真

在困境中發現機會稱作「危機思考（陽轉思考）」。不過在遭遇難關時，能不能從中發現轉機，其實與我們自己的觀念有關係。

相信很多人都認識安藤百福先生，他是日清食品的創辦人，人生故事曾經被翻拍成晨間連續劇「萬福」。

百福先生從小失去雙親，後來被人領養，人生波瀾萬丈。戰後復興時期，百福先生見到日本軍的武器製造工廠存放了許多薄鐵板，腦中突然閃過製鹽的念頭。百福先生從未有過製鹽的經驗，但在當時的日本，鹽卻是不可或缺的民生物資。因此他開始讓失業的年輕人在鹽田製鹽，並且供吃供住。後來還為糧食不足而面臨營養不良的人開發營養食品，設立學校讓失業的年輕人習得一技之長，而且除了宿舍費及餐費之外，連購買參考書的費用都由他自己支付。他一心「想要貢獻社會」，所以才會做出這些舉動。

此外他還持續研究，企圖開發出人人都能隨時享用的食品，最後終於成功研發出速食泡麵。這就是現在每個日本國民都耳熟能詳的雞味泡麵。在那個無法想像速食泡麵為何物的時代，**他一心想為人們做些什麼，而且一直堅信一定可以實現，**於是才開創出全世界前所未見的飲食文化。

百福先生的人生教會我一件**很重要的事，即便困難重重，只要為時代及人們所求設想，就能將困難化為機會。**

另外我還想告訴大家一點，就是**「信念會創造出你想要的現實」**。無論遭遇到再大的困難，只要一直相信「自己會成為能貢獻社會的人」，這種信念也會變成現實。

你想要相信什麼，創造出怎樣的現實呢？

方法3

打開門肯定找得到

TOTE範本～解決問題的方法不計其數

漫長幽暗的隧道連綿不斷，找不到出口⋯⋯。

就算腦中閃過這樣的念頭，也請你千萬不要忘記：**「一扇門關了，必有一扇門會打開」**。

TOTE範本會一目了然地解釋這個現象。

所謂的TOTE範本，是一種用來達成目標不可或缺的基本構造，從Test（測試）開始，暫且Operate（具體行動）後再Test（測試），並確認是否有接近Exit（出口）。

也就是說，設定好想要達成的目標之後，嘗試具體的行動以達成這個目標，最後再確認是否有接近這個目標。如果沒有接近目標，再嘗試其他做法。而且要再次

TOTE 範本

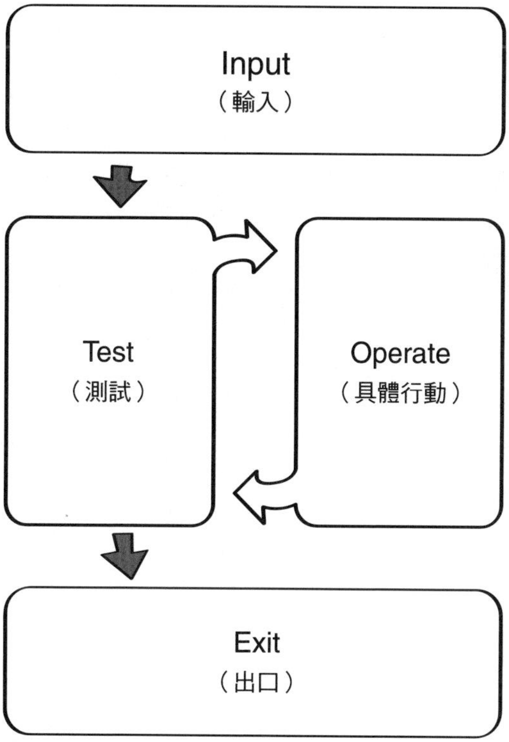

測試後不順利，不斷修改具體行動並朝著出口前進。

確認是否已接近目標。**如此一來，直到達成目標為止，會重複好幾次不同的嘗試，不斷朝著目標前進。**

乍看之下感覺好像很理所當然，但是事實上很多人**事情進展不順利的時候，根本沒做其他嘗試就先放棄了。**

儘管達到目標的方法不計其數，我們只要找到其中自認最理想的方法後，有時便完全無視其他方法了。而且自認最理想的方法，在嘗試過後卻進展不順利，往往會深信其他方法也行不通。

重點在於，「事情進展不順利的時候，要試試看其他不同的方法」。TOTE範本，就是在教我們重新認識這一點。

許多偉人都說過這樣的話。

以為想不出更好的點子之後，
才會誕生更好的想法。

——湯瑪斯·愛迪生

人生路並非僅只一條。
還有千百萬條道路。
——坂本龍馬

你至今試過幾種方法了呢？
你會覺得「束手無策」，還是「計上心頭」呢？
這樣的想法，將導致未來出現天差地別。
接下來在下面章節，將會教大家如何找出其他的方法。

從「五個觀點」整理思緒

面臨重大課題或煩惱時，站在「5個觀點（現狀、原因、目標、資源、影響）」整理思緒才有幫助。在5個觀點當中都會提出一些問題，以便讓大家從各個觀點將思緒整理出來。

觀點1：「現狀」

- 現狀如何？
- 現在自己的狀況、周遭的狀況如何？

觀點2：「原因」

- 原因為何？

從「5 個觀點」回答問題

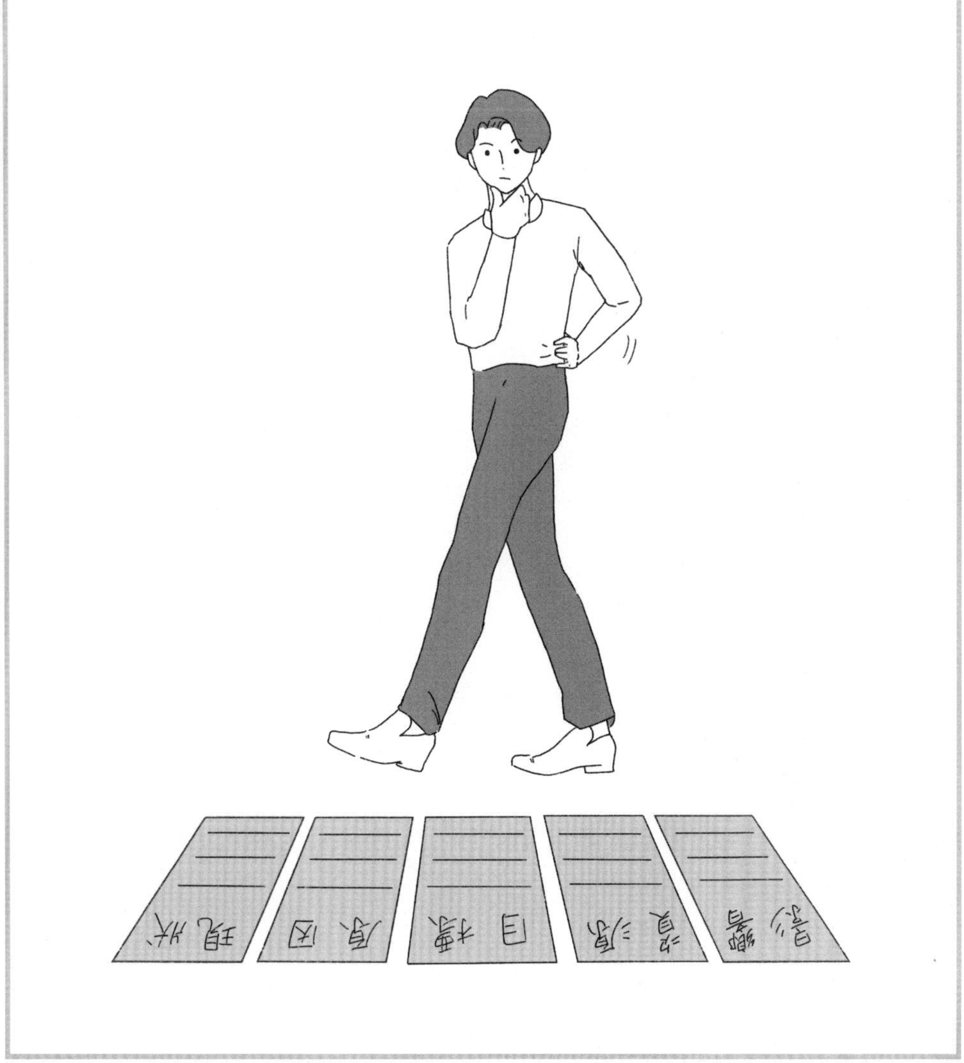

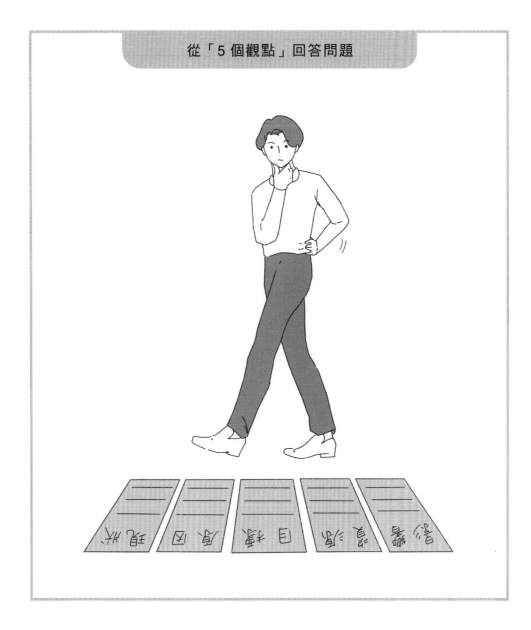

- 什麼事情才會造成這樣？

觀點3：「目標」

- 自己想要如何？
- 有別於現狀，期望中的狀態或目標為何？

觀點4：「資源（有助於達成目標的事物）」

- 讓原因及現狀改變，得以達成目標的資源為何？
- 已經擁有的資源有哪些？
- 接下來必需的資源有哪些？

觀點5：「影響」

- 達成目標後，能夠得到什麼？
- 達成目標後，自己的反應及周遭的反應如何？
- 還會衍生出哪些可能性？

將這些問題寫在紙上，再於地上排好，站在不同的位置同時好好思考，這樣才容易整理出思緒。

現在就來試試看吧。

❶ 準備5張紙，從5個觀點（現狀、原因、目標、資源、影響）與各自的觀點，將整理思緒的問題寫下來，並在地上排好。

❷ 站在「現狀」的紙張前方，用寫在紙上的問題向自己提問，逐一回答到自己滿意為止。

❸ 以「現狀」的觀點想出自己能夠接受的答案之後，依照「原因」、「目標」、「資源」、「影響」的順序，同樣利用問題將思緒整理出來。如果答案無法接受，重複將5個觀點來回思考，直到能接受為止。

舉例來說，經營健身房的A先生，在新冠肺炎疫情擴大的影響下，自2020年3月中旬左右開始，會員大幅減少，而且在同年4月日本政府發布緊急事態後，陷入不得不休業的窘境。

他說當時經營權才剛轉移，開業資金的債務也尚未還清，一想到接下來的房貸及人事費用，更是不知如何是好，內心感到越來越不安，每天都覺得很痛苦。

這時候，A先生就是利用這「5個觀點」的方法，將問題整理出來。他不斷回答問題直到自己能接受為止，就在這段期間，據說他混亂的思緒終於被整理得井然有序。而且聽說他發現到一點——當新冠肺炎疫情平息之後，社區裡的人應該都會因為缺乏運動而體力不佳，這時候正好能對鄰里做出貢獻，也是重振生意的好機會，再說還有一些事情也只有現在才做得到。A先生有感而發，當他參透這點之後，看見未來是一片光明，不再像過去對未來充滿悲觀。

俗話說：「答案就在自己心中」。為了摸索出自己心中的答案，請大家務必從5個觀點提出問題，幫助自己找到答案。

眾所皆知的「印度獨立之父」聖雄甘地，曾經說過這樣的話。

你的夢想是什麼？
你的目的是什麼？
只要明白這幾點，
道路一定會為你而開。

由大自然獲取靈感解決問題

就像前文提過的，我剛開始學習心理學時，參加了阿諾德．明德爾博士的研究會，使我受益良多。阿諾德．明德爾博士設計出來的作業令我十分感佩，其中有一個方法就是從大自然中接收訊息。

遇到一籌莫展的難題，只要使用這個方法就會帶來神奇的啟發。我自己也是每次遇到煩惱就會應用這個方法，總會接收到個人需要的啟發，內心充滿感激。所以只要利用這個方法，就能獲取到美好的訊息。

這樣的體驗有些不可思議，不過請大家一定要來試試看。相信有些人會得到美好的靈感，得以解決問題。或許有些人會收到訊息，心情變得愉快。

現在就讓我們來試試看吧！

❶在腦海中想像自己喜歡的大自然的一部分。諸如高山、大海、天空、白雲、微風、日光、樹木、花朵等等都可以。

❷完全成為大自然的一部分。例如想到風，便想像自己成為風的一部分。接下來請暫時完全成為風。

❸完全成為大自然的一部分後，就這樣接收訊息，這個訊息將與你現在面臨的問題有關係。

❹將接收到的關鍵字或訊息寫下來彙整在一起。

實際試過之後，你就知道能夠接收到訊息，而這些訊息將使你備感暢快並勇氣百倍。

不知道你能夠接收到怎樣的訊息呢？

自導師身上領受良言

有心事的時候，你信任的人給你的建言，將帶來很大的幫助。如果任何人都能給你建言，你希望誰來給你忠告呢？

接下來要傳授給大家方法稱作「3人導師」，這是將NLP（自然語言處理）這套心理學手法改編而成，其實能夠自己進行聯想的人，就能從任何人身上得到建議或訊息。

承前所述，我們在潛意識中，早就已經備妥解決這些煩惱的答案，因為「答案就在自己心中」。而這「3人導師」的方法，就是運用導師的角色，將存在自身潛意識中的答案有效引導出來。

「3人導師」的做法非常簡單，就是設定3個人能夠給予自己有益的意見，在想像的世界裡獲取建言或訊息。其實這個方法真的能讓自己接收到需要的建議及訊息，因此我曾經見過好幾個人在應用這個方法的當下，一直流下感動的淚水。所以請大家一定也要來試試看。

---

❶ 選出一個希望別人提供建言或意見的問題，或是自己想不通的事情。

❷ 選出3名可以針對這種狀況提供有效意見的導師。這些導師可以是能讓自己安心或保持正向心態的對象，也可以是歷史上的人物，或是已經不在這世上的人，甚至是故鄉的山、大自然的景色、最愛的大海、宇宙都可以。如果是喜愛動物的人，也可以是喜歡的動物。

❸ 在想像的世界裡，將選出來的3名導師配置在自己周圍。

❹ 前往每位導師所在之處，完全化身成自己選出來的導師，將訊息告訴自己。像是聲音的高低或動作等方面，都要盡可能完全變成這位導師。

❺ 回到自己最初的位置，想像著3名導師並接收訊息。想像一下接收到的訊息會在體內像光線一樣遍佈開來。

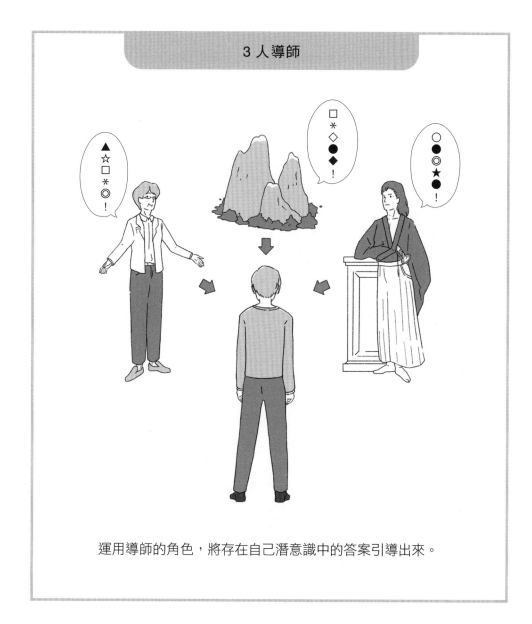

3 人導師

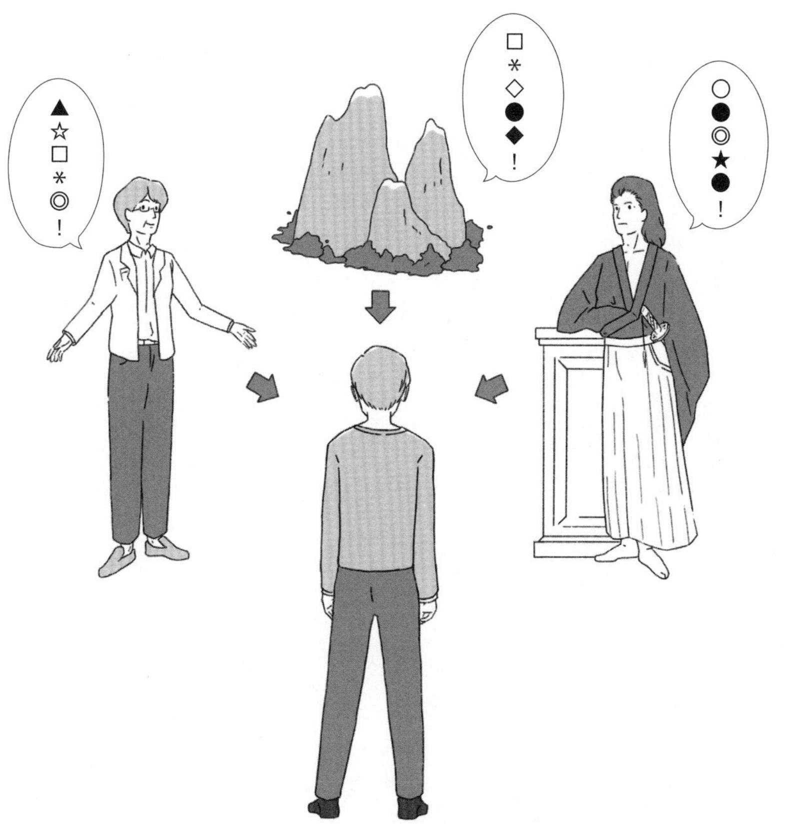

運用導師的角色，將存在自己潛意識中的答案引導出來。

❻確認一下在❶選出來的問題或是想不通的事，現在是否有出現哪些變化。

當你覺得6個步驟很難完成時，選出一名你想從他身上得到建言的人，只要想像一下這個人會對現在的自己說些什麼，這樣就能接收到讓內心產生共鳴的訊息。

相信你選出來的幾名導師，一定會帶給你向前進的建言與勇氣。

方法 4

遇見內心所求

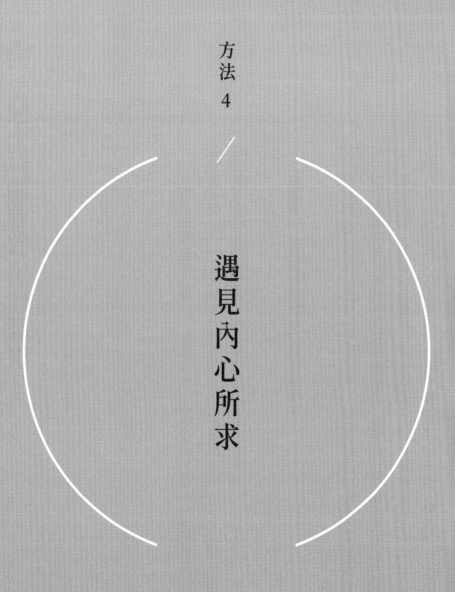

心不打開會發生什麼事？

在方法四想教給大家的，就是遇見內心所求的方法。「不知道自己未來的方向究竟對不對」、「不曉得自己還有沒有其他想做的事」……，如果你還有些許這樣的疑慮，請利用這個方法，尋得自己真正的內心所求。

你這輩子，是如何敞開心胸過生活呢？

就算別人告訴你「敞開心胸很重要」，但是有段時期我還是很難體會這個道理。坦白說我根本不知道敞開心胸是什麼意思，也不明白具體來說該如何將心打開。

就在此時，我讀了詹姆斯．多蒂撰寫他自己人生故事的著作《スタンフォードの脳外科医が教わった人生の扉を開く最強のマジック（暫譯：史丹佛大學腦外科醫生教你打開人生大門最強的魔法）》，這才理解不把心打開會發生什麼事，還有怎麼做才能將心打開。

簡單介紹一下這本書的內容。

詹姆斯生在貧困的家庭，因為繳不起房租，每天都很害怕會不會被趕出公寓，所以從小他就希望成為有錢人。

詹姆斯在中學的時候，遇到一名在附近魔法店流連的女性，這個名叫露絲的女性教會他實現夢想的方法。露絲除了教貧困交集又掛心家人的詹姆斯如何減輕壓力之外，還訓練他的大腦，讓一直想法悲觀的他出現了變化。後來露絲還告訴詹姆斯，「將心打開的魔法」格外重要。

詹姆斯學會實現夢想的方法之後，成為一名腦外科醫生，賺進鉅額財富，所以他從小到大的夢想終於實現了。他得意洋洋，變得傲慢，內心卻迷失了方向。沒想到有一天，他居然破產變得一無所有。於是在這時候，他才終於察覺到自己真正渴望的東西是什麼。

如果他能早一點將心打開，察覺自己真正的內心所求，就不會白白浪費這麼多時間了。在滿心懊悔之下，詹姆斯這才明白，敞開心胸察覺真正內心所求有多麼重要。

露絲傳授將心打開的課程

詹姆斯說，要將心打開有二大要素。

第一點，要珍惜自己，而且要明白自己心之所求為何物，並且好好珍惜。接下來第二點，要為人著想。體諒別人，也是將心打開的一部分。

詹姆斯還說，**在心還沒打開之前，便企圖取得內心所求之物，一定不會如願。**為了實現夢想而全力衝刺之前，必須將心打開，充分了解自己內心一直想要的東西是什麼。

接下來我想為大家介紹露絲教給詹姆斯如何將心打開的課程，再加上另一項課程。這些課程都能讓你學會珍惜自己、認同自己是有價值的人，而且會懂得為人著想。請大家一定要試著將心打開，遇見真正的內心所求。

第一項課程，是蘿絲傳授給詹姆斯如何將心打開的課程。

★認同自己、珍惜自己的課程

每天早晚想到的時候，隨時都可以，尤其要在切換腦中聲音的練習時，反覆唱誦下述幾句話。

「我是有價值的，我是被愛的，我是被珍惜的。我要珍惜別人。我只選擇對自己好的事情。我只選擇對別人好的事情。我最愛自己。我最愛別人。我要將心打開。我的心已經敞開了。」

試著自己開口說出這幾句話之後，內心會出現哪些變化呢？

語言具有力量。認同自己的價值，允許自己可以珍惜自己，宣告將心打開之後，就能修正軌道朝著幸福的未來前進。而且除了自己之外，當你做好準備還能認同他人的價值並好好珍惜時，前往幸福未來的大門就會開啟。

讓你珍惜自己與他人的課程，就是接下來要介紹的「慈悲的冥想」。

與某人意見不合，或是對方很難相處時，你會出現怎樣的傾向？

據說下述三種傾向多數人都會符合其中一項。

Ⓐ對抗。

Ⓑ逃跑。

Ⓒ忍耐。

但是用來建構良好人際關係的技術，也就是「Transforming Communication」的研發者理查德．鮑爾斯塔博士主張，無論出現哪一種傾向，以長遠的眼光來看，一定會衍生出某些問題。

與某人意見不合，或是對方很難相處時，自己該怎麼辦？

這就像每個人的人生課題。課題解決之後，就會有下一階段在等著你。但是課題沒有解決的話，將一再發生相同的問題。

究竟該怎麼做，才能解決自己的人生課題呢？就是要**接受對方，能夠開始感謝對方。**

當然事情並沒有那麼簡單。這種時候，「慈悲的冥想」就能助你一臂之力。

所謂慈悲的冥想，屬於小乘佛教當中的修行，用來養成為對方著想的心。「為對方著想」這句話說起來簡單，但在實際的人際關係中，相信也會有一些人讓你很難付出關心。正因為如此，才要化為語言唱誦出來，藉此讓自己不要忘記體諒對方的重要性。

★「慈悲的冥想」——為自己與他人著想的冥想法

掃描 QR code
即可進行練習

1. 放鬆下來坐著，露出溫和的表情。就這樣將注意力放在呼吸上，輕鬆地呼吸，同時觀察自己的呼吸。
2. 一面回想自己幸福的笑容，一面祈禱「保祐我安全，保祐我幸福，保祐我健康，保祐我生活無憂無慮」。
3. 一面回想重要的人幸福的笑容，一面祈禱「保祐你安全，保祐你幸福，保祐你健康，保祐你生活無憂無慮」。
4. 一面回想不喜歡也不討厭，立場中立的人幸福的笑容，一面祈禱「保祐那個人安全，保祐那個人幸福，保祐那個人健康，保祐那個人生活無憂無慮」。

❺ 一面回想討厭的人幸福的笑容，一面祈禱「保祐那個人安全，保祐那個人幸福，保祐那個人健康，保祐那個人生活無憂無慮」。祈禱討厭的人生活幸福會覺得很難受時，可改用以下的說法。「那個人也擁有和我一樣的身心、心情及想法。那個人也想要和我一樣變幸福。那個人也祈盼和我一樣，擺脫悲傷及痛苦。那個人也和我一樣，在過去的人生中經歷過難受的事及受傷的事。」

❻ 一面回想活在這世上就是件幸福的事，一面祈禱「保祐我幸福地活著。保祐我沒有煩惱沒有痛苦地活著。保祐我活著時願望都能實現。保祐我活著時會出現醒悟的曙光。」

❼ 說完所有祈禱的話之後，安靜地呼吸2分鐘，同時觀察呼吸的狀態，讓心歸零。

能夠珍惜自己，還有能夠為所有生命著想之後，就能做好開創未來的心理準備。

化困難為機會的想法～內心會喜悅的事物是什麼？

西元前2600年左右，文明繁榮的印度出現一本吠陀文獻奧義書《Upani ad》，書中寫道：心中有宇宙，心中有一切。**心中存在最好的答案，所以說，詢問內心就能得到最好的答案**。

此外，依據前述HeartMath Institute（心能研究中心）的研究指出，心臟不僅具有大腦約5千倍的磁力，還有高達10萬倍左右的電力，更有大約4萬個能和大腦一樣思考的獨立神經元，且心臟腦不會受到大腦影響，**可以獨立地用心去思考，能夠處理知覺、記憶、學習以及做決策**。

再加上用大腦思考的時候，大多會偏向悲觀的想法或是以自我為中心的思考，然而**以心臟腦為優先進行思考，據說就能找出對未來最好的答案**。

我自己在研究心理學的期間，也得到過許多心理治療師的幫助，可是我一直在思考一個問題，「用大腦想出來的答案」與「用內心想出來的答案」，是不是會有所差異呢？同樣我也一直很納悶，「大腦所求之物」與「內心所求之物」，是不是有所不同呢？於是在最後讓我歸納出一種想法——**比起大腦追求的生活方式，內心追求的生活方式是不是才會得到幸福？**

因此我在講座上，試著和學員們一起做了一項作業，就是將「內心會喜悅的清單」列出來。這項作業非常簡單，所以請大家一定要來試試看。

---

❶ 把手放在自己胸部一帶，相當於心臟的位置。

❷ 詢問內心：「自己的內心在追求的是什麼？」、「自己會感到開心的是什麼？」

❸ 等待內心提出答案。

❹ 接收到答案之後，將答案寫在筆記上。怎麼寫都沒關係，試著將腦海浮現的單字或短句寫下來。接著將看到這些單字及短句的感覺、發現

——等等也都寫下來，進一步深入去思考。

每位學員試著將「內心會喜悅的清單」列出來後，再次親身體會到，內心會喜悅的事情與大腦追求的事物並不相同。

現在不妨試著將大腦追求的事物列出來看看。說不定會出現「成功」、「得到更多錢」、「稱讚」、「榮譽」、「出人頭地」、「受到認同」、「成為主角」、「更上流的生活」等等的內容。不過在每位學員列出來的「內心會喜悅的清單」中，卻寫滿了「希望」、「溫暖」、「喜樂」、「笑容」這類內心會感到滿足的詞句。

生在21世紀資本主義社會的我們，也許這輩子一直在緊追大腦所求之物。然而「大腦所求之物」與「內心所求之物」並不相同。

前文中介紹過的詹姆斯・多蒂曾在書中寫道：「在心還沒打開之前便企圖取得內心所求之物，一定不會如願。」如同這句話所言，大腦所求之物有時會出錯，但是內心所求之物卻不會出錯。

心中存在最好的答案，只要詢問內心，就會告訴你這個最好的答案。

有人跟我說過一句話：**「人生低谷知天命」**。

假使你現在正處於人生低谷，說不定就會在此時發現天命。想要發現天命，須明白內心所求之物。**請試著詢問內心——內心會喜悅的事情是什麼，內心所求是什麼？**

內心明白所有的答案

除了內心會喜悅的事情，還有自己應該前進的方向之外，內心還會告訴我們許多事。

因為內心總是知道萬能的答案，包括克服困境的方法、意外的解決方案、修復破裂關係的做法、讓大家喜笑顏開的方法等等。只要詢問內心「該怎麼做才好」，你一定能夠得到需要的答案。

如果是你，你想知道哪些事情的解決之道呢？

向內心詢問解決問題的方法，請大家一定要來試試看。

---

❶ 把手放在自己胸部一帶，相當於心臟的位置。一面放鬆地呼吸一面觀察，調整一下內心的狀態。

❷ 邊將手放在心臟的位置，邊回想你正在面臨的問題或困難，詢問內心：「怎麼做才能解決這個問題？」、「如要擺脫這個困境可以怎麼做？」等待內心提出答案。

❸ 接收內心提出來的答案，想想看如何化為行動。

親自做過一次就會知道，明明只是向內心詢問再聆聽內心的答案，卻能引導出內心深處一直渴望的答案。

利用魔法工具相遇內心所求

方才提過，詢問內心一定會得到最好的答案，不過有一個魔法工具，能夠有效引導出來自內心的答案。這個魔法工具就是讓嘴巴開開合合動起來的「傀儡玩偶」。

將傀儡玩偶套在左手上，右手放在心臟的位置，同時詢問傀儡玩偶，接著傀儡玩偶就會告訴你內心的答案。令人不可思議的是，若將傀儡玩偶套在右手上再提出問題，傀儡玩偶居然會說出客套話。所以想要有效引導出內心的答案，請務必將傀儡套在左手上。

沒有傀儡玩偶的人，也可以摺紙做一個出來，甚至將右手放在心臟的位置，想像左手套上了傀儡玩偶，模擬傀儡玩偶的樣子也行，請大家試著做做看。

左手套上傀儡玩偶，右手放在心臟位置之後，第一步要先跟傀儡玩偶成為好朋友，所以要問問傀儡玩偶：「你叫什麼名字？」、「你喜歡什麼？」、「你的夢想是什麼？」相信傀儡玩偶會與你心靈相通，將答案告訴你。

聆聽傀儡玩偶在說什麼的練習結束之後，請像下述這樣向傀儡玩偶提出問題。

❶你到底想怎麼做？

❷為了朝向真正期望的結果邁進，可以做哪些有別於現在的事？

在這個步驟要提出3種以上的想法。

❸會從中選擇哪一種想法？

想像自己已經將所有的想法化為行動，同時向傀儡玩偶提問。答案不只一個也沒關係，甚至可以全選。假如你覺得所有的想法看起來都不會順利，再次從提出3種以上的想法此一步驟做起。

❹選定答案再付諸行動之後，未來會發生怎樣的變化呢？

用紙折出傀儡玩偶

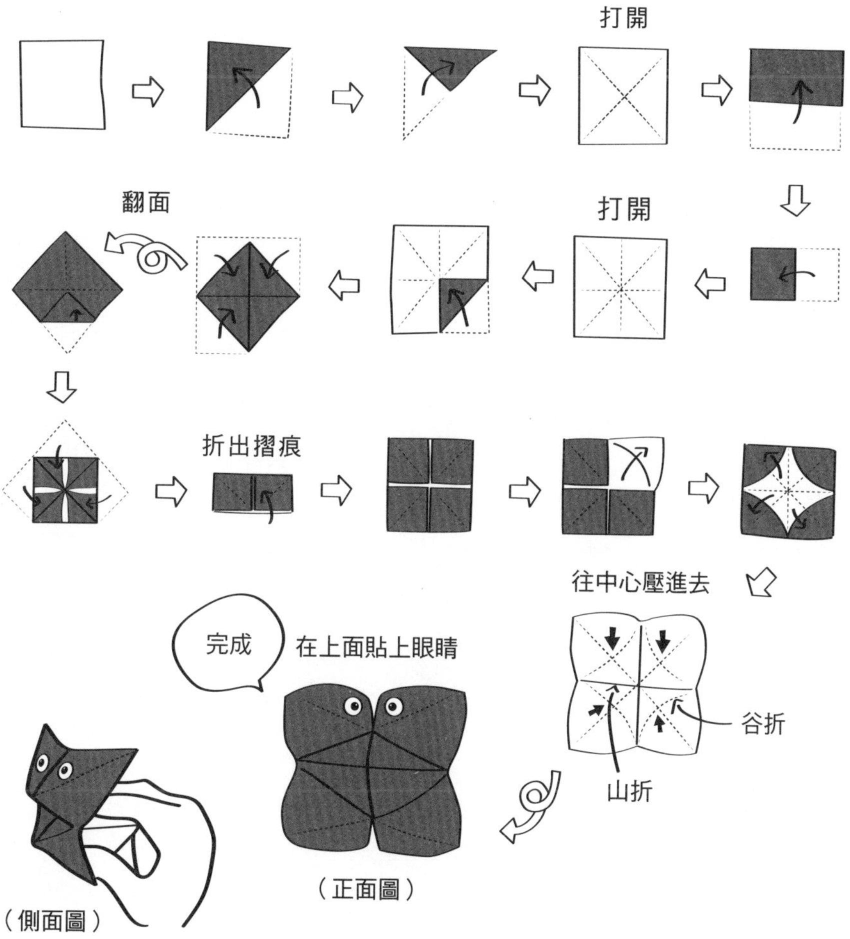
打開
翻面
打開
折出摺痕
往中心壓進去
完成
在上面貼上眼睛
谷折
山折
（正面圖）
（側面圖）

只要用這4個問題向傀儡玩偶提問，你就能引導出內心的答案，而且這個答案會和你過去一直用大腦思考的事情完全不同。相信內心一定會告訴你真正渴望的答案。

將最棒的標籤貼在自己身上

在方法四的最後，要傳授大家當你遇見內心所求之物，想要心想事成時，如何借助其他的力量。

你覺得自己是怎樣的一個人？

因為無論好壞，我們都會**成為自己相信的那種人**。

只要相信「自己是可以改變世界的人」，久而久之就能夠改變世界。只要相信「自己很沒用什麼都做不到」，最終便會一事無成。

有個名詞叫作貼標籤，當我們在自己身上貼上「自己是這種人」的標籤之後，就會變成這樣的人，而且毫無知覺。不過也能反過來利用這種方法，稱作「換標籤」。這項課程是要將已經貼在自己身上的標籤撕下來重貼，藉此會讓人生發生戲劇性的變化。

舉例來說，如果在自己身上貼上這樣的標籤，你會有怎樣的感覺呢？

「將逆境化為力量充滿奇跡的人」
「在危急局面也能以幽默安定人心的人氣王」
「隨時都能冷靜做出正確判斷的人」
「創造我們國家未來的人」
「我們國家的甘地」
「德蕾莎修女的化身」

為自己重新貼上標籤之後，未來真的就會像這張標籤一樣成真。

或許大家會覺得事情沒那麼簡單，不過這個方法就連知名教練都時常拿來運用。

在2014年播放過的《奇跡的課程》（NHK）節目當中，有一幕是當時擔任日本室內足球總教練的米格爾・羅德里戈教練在指導日本少年踢足球。此時米格爾教練採行的做法，就是「換標籤」。

教練告訴毫無自信踢著足球的怯弱少年，「你是日本的內馬爾」，就在這瞬間，少年的雙眼發出了不同的光芒。因為這時候，他將自己「我只能怯弱踢著足球」的標籤撕了下來，改貼上「我是日本的內馬爾」的標籤，從此之後，少年有如脫胎換骨一般，球風開始變得強悍起來。他那驚人的變化令人瞠目結舌。教練在節目中說：「日本的孩子們往往缺乏自信，所以最重要的就是幫助他們增加自信。」

不管在演講、講座或是諮詢等場合，我都會運用「換標籤」這個方法，我已經見過無數人，只是重新貼上自己的標籤便找回自信。就像米格爾教練的例子，由他人為自己貼上標籤也能看出效果，不過自己為自己重新貼上標籤，深信「自己就是這樣子的人」同樣有效。

改變自我概念，無須努力也不用根據。
只要重新貼上標籤即可。

而且已經實現遠大夢想的知名人士，也都有分享過這種方法。

世上沒有所謂的才能。
如果有，
就是深信自己是可以做到某些事的人。
這便是唯一的才能！

——約翰．藍儂

找到想做的事，
此時你便已經具備實現這個夢想的能力。

——羅伯特．迪爾茲

將手放在相當於你心臟的位置，試著問問內心。

「假如你能成為任何一種人，你希望自己變成怎樣？」、「讓自己夢想成真最棒的標籤，會是怎樣的標籤？」

接下來，等到內心提出答案之後，請你要允許自己「儘管成為這樣的人！可以變成這樣的自己」。然後再將最適合的標籤，送給自己當作禮物。

你可以從現在開始，變成你夢想中的自己。

※針對「換標籤」想要進一步詳細了解的人，請參閱《Change The Label～人生を　える「自信」のつくり方》（Gokigen Books）。

方法 5

讓異常的身體狀況恢復正常

用心理學手法找回健康

在方法五的部分，要教大家療癒拼命過頭而筋疲力盡的身體，調整身體的狀態。身陷不安及恐懼當中，在身體狀態不佳的情形下，想當然若要遇見內心所求，實現夢想的時候，肯定無法發揮原本的力量。我希望大家要活用本章節所介紹的心理學手法，調整身體狀態，找回健康。

目前已知，我們的身體會因為精神方面的壓力導致免疫力下降。如果站在提升免疫力的觀點，最好要從催產素這種賀爾蒙來著手。

催產素是一種會在感受到愛的時候大量分泌出來的賀爾蒙，又叫作「愛情賀爾蒙」。例如覺得小孩子或是動物很可愛的時候，催產素就會分泌出來。而且研究還發現，**催產素當中具有抑制壓力的作用。**

《人のために祈ると超健康になる！（暫譯：為人祈禱就會超健康！）》一書的作者，長期研究壓力與催產素之關聯性的威斯康辛醫學院名譽教授高橋德醫生認為，**催產素分泌出來之後，會減少壓力主要因子CRF（Corticotropin Releasing Factor：促腎上腺皮質激素釋放因子）的生成，透過催產素的抗壓作用，改善因壓力所形成的許多症狀、疾病。**

催產素不僅能改善大腸激躁症，以及食欲不振等因壓力造成的腸胃症狀，據說還有助於緩解腰痛、膝痛、頭痛、五十肩這類的身體疼痛。

而且催產素還能讓副交感神經恢復平衡，因此對於自律神經失調所引發的不定愁訴症，也能看出改善的效果。

想要促進催產素分泌出來，需要被動性刺激（被愛、被人善待、和人產生共鳴、被人珍惜、被人關心等等），或是**主動性刺激（愛人、善待別人、與人產生共鳴、關心別人等等）**。總而言之，覺得某人很重要的時候，就會讓催產素分泌出來。接下來要介紹的「內心的微笑」，就是融入了這項法則的冥想法。

「內心的微笑」～提升免疫力的冥想法

「內心的微笑」，是一種聯想到年幼孩童以及動物寶寶時，讓一湧而出的微笑能量流竄全身各處的冥想法。

這是前文中提到的理查德．鮑爾斯塔博士在中國學會的冥想法，通常會在鮑爾斯塔博士講座的一開頭時進行。而且這套冥想法在以氣功等手法進行治療的中國醫院裡，每天都會進行好幾次，據說有助於改善身體症狀。

現在就讓我們來做做看吧！

★「內心的微笑冥想」——提升免疫力的冥想法

掃描 QR code
即可進行練習

❶ 請想想最喜歡的人或小孩子、動物寶寶，討人疼愛又可愛到不行的感覺。請想像一下，利用這時候帶來的溫柔微笑能量讓額頭放鬆，引導至雙眼之間的情景。

❷ 請想像一下雙眼之間就是微笑能量無限的根源。這股微笑的能量，不久後將如同豐沛的河水一樣流竄全身。請查看一下當微笑能量在體內流動時，每一個內臟都在向你報以微笑。請慢慢地花時間進行，直到你有這樣的感覺為止。

❸ 一開始請讓微笑的能量通過甲狀腺與副甲狀腺，再流經頸部和喉嚨。甲狀腺掌控著新陳代謝的速度，能夠使骨骼組織保持平衡。

❹ 接下來讓微笑的能量流經胸部中央的胸腺。胸腺具有調整免疫機能的作用。

❺其次讓微笑的能量流過心臟。使心臟放鬆下來，想像心臟發出紅色光芒的樣子。心臟會幫助我們將焦躁或著急的心情變成愛和喜悅。

❻現在要讓微笑的能量流向肺部，請讓肺部充滿白色光芒。這樣一來，才能將悲傷化為力量，自行判斷是非對錯，提升肺部歙外部空氣吸取能量的能力。

❼緊接著將身體右側往下，讓微笑的能量流入肝臟。請讓肝臟充滿枝繁葉茂的綠色光芒。如此將會增強淨化體內的功能，並讓全身精力更加旺盛，將怒氣化為對自己和他人友善的情緒。

❽然後要將身體的左側往下，讓微笑的能量流進胰臟。胰臟是幫助消化，使血糖值維持正常的臟器。隨後移到左側，讓微笑的能量流向脾臟。脾臟會製造出血液細胞並貯藏起來，讓嚴苛及頑固想法，轉化為寬容與接納。並請讓胰臟和脾臟充滿黃色的光芒。

❾接下來讓微笑的能量轉向背部，流到腰部高度的腎臟。腎臟會過濾血液。而腎臟上方的腎上腺，是讓腎上腺素這種能量湧現出來的地方。

請放鬆腎上腺，同時讓腎臟充滿深藍色的光芒，感覺一下將恐懼化為和善。

⑩ 接著請讓微笑的能量流到膀胱和生殖器。卵巢與精巢會讓生活周期保持平衡。

⑪ 最後請感覺一下微笑的能量呈螺旋狀收納在臍下丹田處。這裡是每日能量滯留的場所。

⑫ 再次讓微笑的能量回到雙眼之間，這次請將微笑的能量從鼻子、嘴巴，以及消化器官之一的喉嚨流進食道。請用吞嚥食物的感覺，想像一下吞下肚的唾液中同樣滿滿都是微笑的能量。從胃開始，最終流進小腸、大腸以及所有的消化器官之後，讓微笑的能量回到臍下丹田。

⑬ 這次要讓微笑的能量回到雙眼之間，使雙眼順時針轉動9次，逆時針也要轉動9次。

⑭ 接下來將微笑的能量導入大腦的深層組織。大腦組織有助於協調人類

的賀爾蒙結構。

---

⑮然後請將微笑的能量注入脊椎，使微笑的能量流到身體各處的神經細胞之中。同時請想像這些微笑的泉源，就是「愛與療癒的無限起源」。請想像這種微笑的能量會從自己的身體流出，流到自己周圍的空氣裡，接著會遍布房間的各個角落。請想像這種微笑會形成無限的能量，充斥大街小巷。隨後全國上下到處都是，渡過大海橫越陸地，用微笑的能量充滿整個地球。

⑯感覺微笑的能量擴展到宇宙，同時使意識回到房內的你身上。多餘的能量，請以螺旋狀收納於每日能量滯留的場所，也就是臍下丹田處。

只要在一天的開始，用這套冥想法調整身心狀態，學習及工作的成果一定會更加提升。請大家一定要來試試看。

在大自然的愛環繞下療癒身心

還有一個冥想法要介紹給大家，這個方法會使你被大自然的愛所環繞，可以有效促進催產素分泌出來。因為給予愛的對象是大自然，可想而知每一個人都可以被無條件的愛所環繞。

★「大自然的愛冥想」——療癒身心的冥想法

掃描 QR code
即可進行練習

❶ 請回想一下你覺得世界上最美麗的地方。舉凡有樹木、湖泊、河川等景色的高山、寬廣的沙漠、透明感十足的海洋等等，只要是你覺得美麗的地方都沒關係。盡可能詳細想像到細節的部分。

❷在這些地方，以及所有的大自然好好感受愛。對於大自然的愛，在你心中持續擴散開來，不久後你的內心開始在愛的溫度下跳動。

❸請將這樣的愛送到地球的中心。將你的愛送出去讓地球能直接感受到愛。

❹然後請耐心等待，直到感覺地球將愛送還給你為止。相信地球會將愛送回來給你。

❺等到地球的愛進入你的身體之後，請讓愛流竄全身上下。愛會遍及每個細胞的各個角落。這些愛會用愛之光充滿你的身體。你會被地球美麗的愛完全包圍。請繼續感覺這些愛，直到與地球合為一體，感到滿足為止。

❻繼續保持與地球用愛相連結的感覺，接著請往上看著天空。感覺宇宙無邊無際的深度。

❼試著感覺一下對宇宙的愛。如果宇宙太大很難感覺到愛，也可以想像

對太陽的愛。太陽的光落到你的身上，用愛的光溫柔地照射著你。不管是對太陽的愛或是對宇宙的愛都沒關係。等到你的愛擴大之後，將你的愛送到太陽或宇宙去。想像你的愛會與太陽的光融合在一起，送給所有的生命。

8 將愛送出去後，等候太陽或宇宙將愛送還給你。無論是太陽或宇宙，都會一直將愛送給你。感覺到太陽與宇宙的愛進入你體內之後，任憑這些愛流竄到身體的任何一個角落。

9 在這瞬間，你與地球、宇宙的愛連結在一起。

被地球和宇宙的愛包圍之後，內心會充滿愛，催產素將使身體漸漸強健起來。

從身體症狀的「始作俑者」獲取訊息

如果你現在一直受某些身體症狀困擾著，有一個方法希望你能來試試看。這是由前述阿諾德．明德爾博士研發出來，專門用來解決身體症狀的心理治療手法。

第一次體驗的時候，因為太過特別，讓我相當驚訝，不過約有50名一同體驗的學員，大家的身體症狀幾乎都當場消失了。那時我自己長達10年都治不好的葛瑞夫茲氏病也完全解除，讓我受到了很大的衝擊。這種新穎的心理治療手法實在前所未見。

這個方法大致上分成3個步驟。

❶說明身體症狀讓3歲小孩也聽得懂。

❷自己完全化身為症狀的始作俑者，同時釐清症狀想要告訴自己哪些事。

❸接收來自症狀的訊息。

進一步為大家解釋一下。

首先你要用3歲小孩也聽得懂的方式，將你有哪些身體症狀說明清楚。比方說用下述這樣的方式來形容看看：「就像被堅硬石頭用力敲打一樣痛」、「肩膀好像有鉛一樣重的東西放在上面」、「如同用鐵絲捆綁頭一樣痛」。

接下來，依照自己形容的身體症狀，完全成為身體症狀的始作俑者，試著做出會導致症狀的行為。

如果你「就像被堅硬石頭用力敲打一樣痛」，便要完成變成堅硬的石頭，用力敲打自己，一面想像症狀的始作俑者想要告訴自己哪些事。

如果你「肩膀好像有鉛一樣重的東西放在上面」，就要想像自己變成沈重的鉛塊放在肩上，用手在肩膀施加重量，同時想像一下症狀的始作俑者想要告訴自己什麼。

如此一來，你就能想像始作俑者的用意，比方說：「為什麼背負著如此沈重的事物卻還不肯放手」、「到底要說幾次才明白？難道打算一直忍耐下去嗎？對自己好一點吧！」

最後，要接收症狀的始作俑者傳來的訊息。相信你能夠接收到「完全不需要一個人承擔那麼多」，或是「再對自己好一點吧」這類的訊息。

雖然你會聽到「你要好好保重身體，休息一下吧」這樣的話，或許你還是會覺得「現在並不是休息的時候」。這種時候，也可以一面和症狀的始作俑者對話，一面取得共識。舉例來說，可以和症狀的始作俑者交涉：「我保證晚上8點前一定會回家休息」，或是「等這個專案結束後，我再請幾天假」。

甚至於還能提出變更症狀的建議。

比方說像這樣提議：「我會提醒自己不要太拼命超出自己的極限，但要是疏忽了這點太拼命的時候，能不能用其他暗號告訴我？」如此一來，就能將原本會出現僵硬或痠痛的信號，變成輕微一點的信號。這樣的話，自己就會察覺症狀的始作俑者發出來的訊息，提出能夠趁機檢討生活及行為的建議，讓過去的症狀出現變化。舉一個例子來說，像是發現眼皮稍微跳動的時候，就是做事太拼命的信號。

接著當這些信號出現後，答應症狀的始作俑者會再次接收對方發出來的訊息，讓症狀的始作俑者安心。症狀的始作俑者十分重視你，才會企圖將必要的訊息告訴你。藉由這些訊息收下始作俑者的心意，如此一來始作俑者便沒必要透過症狀表現出來，於是症狀將會逐漸消失，這就是明德爾博士的論點。

症狀會告訴你很重要的事情。

你應該對此心懷感謝。

方法 6

當最重要的人身處絕望深淵時

調配呼吸～從失眠夜得到解放

在方法六的部分我想告訴大家的是，當你的家人或是重要的人遭遇困境，感到極度不安或壓力時，你能夠如何從心理上支持他們。

家人和重要的人感到極度不安或壓力時，「有些事千萬不能做」，不過**「有些事最好要去做」**。

千萬不能做的事，就是煽動不安。如果你表示自己也很不安，例如跟對方說「未來生活還過得下去嗎？」、「孩子的學費還付得出來嗎？」這樣只會進一步讓對方喘不過氣來。切記不要將自己的不安強加到對方身上。

既然如此，自己不安的時候該怎麼做才好呢？首先應該緩解自己的不安，利用方法一教過大家的方法，讓內心找回平靜、安心。情緒會傳染，一旦你感到不安，家人以及重要的人也會變得不安。

等到自己的心平靜下來之後，接著再來「**調配呼吸**」。

調配是一種利用語言或非語言的方式，配合對方步調的技巧，若無其事地配合對方的呼吸，就是在調配呼吸。在對方毫無知覺下，觀察對方的呼吸，讓自己的呼吸步調去配合對方的呼吸步調。

這在心理學上稱作「相性律」，人們會在無意識中，對自己相似的事物感到安心、抱持好感。因此**讓自己去配合對方的呼吸，對方就會感覺被安心感包圍，而能冷靜下來**。甚至有句俗話叫作氣味相投，當彼此氣息一致，就會覺得對方能夠充分理解自己，所以才會被安心感包圍。

誠如前文所述一般，呼吸與心理狀態往往緊密相連，因此我認為在極度不安或壓力下，呼吸通常會呈現又淺又快的情形。當你配合對方的呼吸速度覺得很痛苦的時候，最好將配合呼吸的時間縮短。

當你的呼吸速度與對方一致之後，過段時間再將你的呼吸加深，如此一來對方的呼吸也會隨著你的呼吸而逐漸加深。

能夠深呼吸之後，身心都會變得輕快起來。所以引導對方呼吸的同時，還能讓對方的內心變平靜變輕鬆。

正在談話的時候或是正在看電視的時候，甚至晚上進入被窩時，短短幾分鐘也無妨，請悄悄地配合對方呼吸一下。這樣就能幫助重要的人，擺脫因不安而失眠的夜晚。

調配姿勢～從孤獨中獲得救贖

「調配姿勢」，也是能讓重要的人有效緩解內心苦痛的方法。試著在對方毫無察覺下，若無其事地採取和對方相似的姿勢。只是做得太明顯一定會被發現，所以重點是要略微相似即可。

譬如對方翹二郎腿坐著，你就在同一個房間內將腳尖交叉再坐下來，或是當對方在讀書的時候，你也可以看看雜誌之類的。

讓自己去配合對方的姿勢或行為，人就會有合而為一的感覺。就算各忙各的，只要用點心思在對方身上，做出類似的姿勢，對方就會感到非常安心。

還有一個小技巧，可以加上調配呼吸同時進行，不過單做調配呼吸或調配姿勢其中一種也行。一開始為了讓自己練習看看，調配呼吸以及調配姿勢可以輪流做做看。

我在講座等場合上，會讓學員兩人一組進行調配呼吸或調配姿勢的練習，讓大家體驗一下心情上會發生怎樣的變化。結果，很多實際體驗過的人他們的感想都是：「讓自己去搭配對方呼吸幾分鐘過後，對方就能放鬆入眠了」、「自己為對方調配姿勢後，會有二個人合而為一的感覺」。

這二種方法做起來完全不費工夫，卻能深入對方無意識的領域，十分有效。這也是許多溝通專家經常活用且應用範圍廣泛的方法，所以請大家一定要來試試看。

一句「一切都會沒事的」找回內心的平衡

家人或重要的人有心事，無計可施時，在他們心中會出現「必須怎麼做才行，卻又做不到」的矛盾情節。

例如「必須調到資金才行，卻又做不到」、「必須工作才行，卻又被解雇還找不到工作」……。當內心發生這樣的矛盾之後，人就會煩惱到痛苦得不得了。

想讓對方矛盾的內心不再糾葛，就要告訴他一句話：「一切都會沒事的」。

以方才的例子來說，可以告訴對方：「能夠調到資金最好，要是調不到還是會有其他辦法，沒事的」、「有找到工作最好，要是找不到還是會有辦法，沒事的」，總之無論如何受挫都會沒事的。

鐘擺會往兩端擺動以取得平衡。同理可證，如果**容許心也能向兩端擺動，就能取得平衡**。煩惱就是會讓人拚了命地想破頭。當內心取得平衡感到無事一身輕，肩膀的力量一放鬆就會想到好辦法。

如何「傾聽」才能讓對方的心情放輕鬆？

人只要有人好好聽自己說話得到共鳴，內心就會變輕鬆。

人如果沒有人好好聽自己說話，有時候內心就會變得痛苦不已。

當有人聽自己說話，結果對方竟批評自己「這件事是你不對」，只會讓內心徒增痛苦。

該如何聆聽對方說話，對方的內心才會放鬆下來呢？

首先要透過調配呼吸，配合對方的呼吸再聽對方說話，這也是許多諮詢顧問都在使用的技巧。

接著再配合對方說話的速度，在聆聽的同時一面點頭或做出回應。但沒必要極力表達自己的想法及心情，只要聆聽對方說話，單純回應對方「事情原來是這樣」、

「原來如此」就好。

從對方的言語及表情中了解他的心情之後，在聆聽的同時還要說「你真是辛苦」、「你很痛苦吧」，一邊將對方的心情表達出來。對方的心情被表達出來之後，會有受到認同的感覺，內心就會變輕鬆。

如果你想提出解決對策，不妨等到對方問你「覺得如何」之後再說。或是等到對方完全把話說完心情變輕鬆後，再若無其事地說：「如果是我應該會這麼做……」，重點是要斟酌時機再提出解決對策。

心門倘若未開，不管再好的建議對方都不會聽得進去。

透過「反映式傾聽」點出解決對策

我還要再教聆聽者一個技巧，這個方法稱作「反映式傾聽」。這種技巧是在談話中，將對方說話內容的其中一部分，若無其事地用正常對話重複一次。舉例來說，當對方說「一想到未來的事就讓我很不安」，你可以回對方說「很不安吧」，或是「真的會讓人不安」。

只不過在重複對方說話內容的部分段落時，如果一再重複對話，可能會使對方感到不悅。所以要避免一再重複對話，只要重複你認為是話中轉折點或重點的部分即可。

透過你重複的對話內容，對方會再次理解自己眼下的想法，進而好好整理思緒。視不同場合，有時候只要運用反映式傾聽，進行5～10分鐘的談話，煩惱的事就會找到解決的對策。

有時候人會想要尋求別人的建議，有時卻也會想靠自己找到能讓自己接受的答案。這種時候只要透過反映式傾聽，協助對方整理思緒就好。

因為——「答案就在自己心中」。

方法7

靠自己的力量創造全新的未來

對自己而言最棒的未來是怎樣的未來？

參閱方法一至六教給大家的各種方法後，大家已經可以重新站起來勇往直前，做好準備開始思考未來了嗎？

終於在最後即將傳授給大家的方法，就是要讓大家用自己力量開創出全新的未來。

誠如序言所述，未來的腳本不只一個，有最差勁的腳本，也有最美好的腳本，而且在這之間還有無限多的未來腳本。

你希望怎樣的未來會變成現實？

這樣的未來將取決於你現在的選擇。

如果你的選擇沒有任何改變，很有可能最終走向的未來就在現在的延長線上。

如果你要讓最美好的未來成真，你必**須想像最美好的未來，讓身體轉向這個方向，持續一路做選擇**。而且當你用好心情做選擇，你就會被導向最美好的未來。

為了發覺希望在未來而提供的價值

「前途一片光明」，這句話出自於習慣專家佐藤傳先生。

對於未來的看法，會因為抱持著「前途一片光明」或是「前途一片黑暗」的心態，而出現很大不同。想要開創全新的未來，首先最重要的就要是相信「未來一片光明」。

話說回來，對你而言最美好的未來是怎樣的未來呢？

當你在思考希望未來如何變化的問題時，運用下述4個步驟整理思緒，就能釐清自己該怎麼做才好。

STEP❶ 決定目的地　預測未來

預測未來會如何變化，再試著寫下來。比方說人口的變動以及地球環境的變化、技術的進步並伴隨著社會的變化、國家及世界經濟的變化、推測將來會發展或衰退的行業等等，請隨意預測並寫下來。因為寫下來才有助於整理思緒。

STEP❷ 思考未來所需

思考在ＳＴＥＰ❶預測的未來裡會需要什麼，或是缺少什麼，盡可能將所有想法寫下來。例如可以想想看在預測的未來裡會發生什麼問題，哪些人會因為這些問題感到困擾，怎麼做才能幫助這些人等等。

STEP❸ 思考自己想在未來提供的價值

將未來的預測與未來所需寫下來之後，思考一下在這當中自己想提供怎樣的價值。不要斷定自己「不可能做得到」，試著將所有的想法寫下來。請自由想像具體的作為及商品等等。

STEP❹ 套用價值主張思考看看

將自己想在未來提供的價值寫下來後，套用價值主張思考看看。所謂的價值主張，就是釐清自己可以做到哪些顧客期望的價值，而這些領域卻是其他公司無法提供。在這個領域裡，唯獨你能提供這些價值，並讓每一個人感到滿意。而且就算其他公司已經提供相同的價值，只要市場需求夠大，你所提供的價值就會讓人感到滿意。

在本章節傳授給大家的4個步驟，是根據經營學的世界權威，彼得・杜拉克的論點歸納而出，讓每一個人都可以做得到。杜拉克在2005年離世後，留下了下述名言。

自己開創未來會伴隨風險。
但是不想自己開創未來的風險更大。
我們無法掌控世界的變化。
只能做到掌握先機。
領先變化。

價值主張

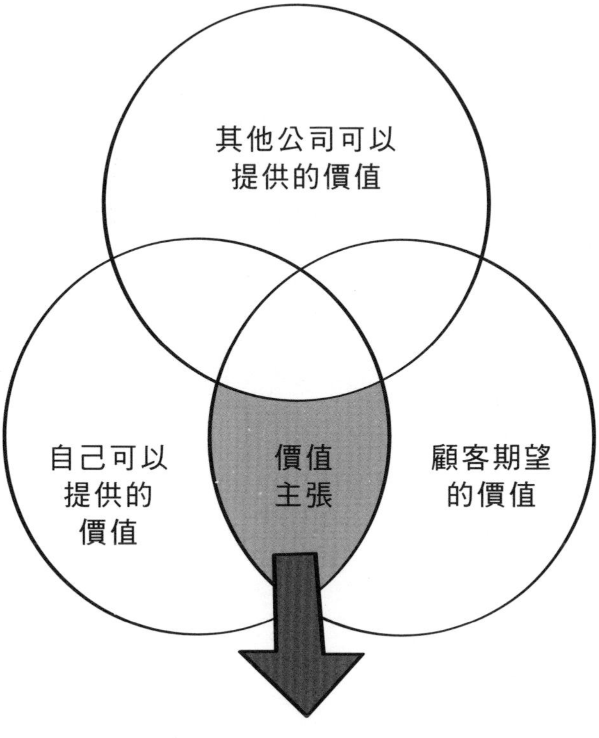

自己可以做到哪些顧客期望的價值，而這些價值卻是其他公司無法提供。

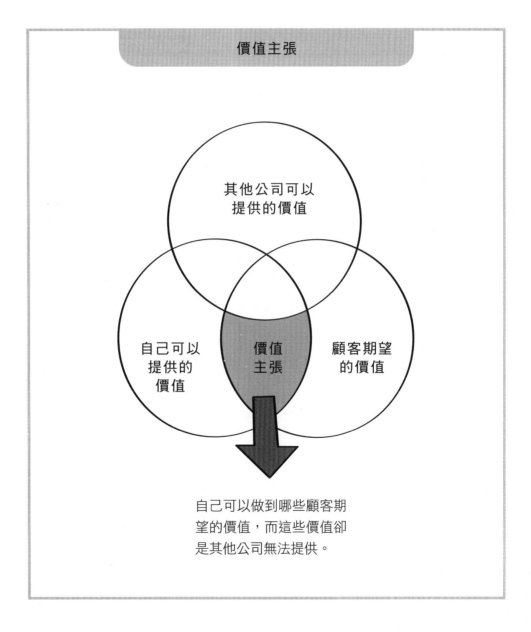

相信「百分之百一定會實現」

在腦海中描繪出對自己而言最美好的未來之後，接下來要抱持自信，相信「夢想會實現」。其實你越相信自己，夢想成真的機率就會越高。

在日本堪稱解決方案導向短期心理治療權威的森俊夫先生與黑澤幸子女士，曾提出「未來時光想像階段」的論點。

這是將想像未來時光的階段分成3個層面，在不同的階段，都會嚴重影響夢想實現的可能性。

階段一，是一直在思考「未來必須按照常理進行」的階段。處於這個階段時，正在思考的未來會與自己內在的欲望相違背，因此會心生排斥。

階段二，是思考的時候內心會覺得「可能無法如願」的階段。雖然正在思考的未來與自己內在的欲望一致，但是心生放棄的念頭一再攪局，阻礙著實現未來的行動。

階段三，是十分確信「未來一定會成真」並加以實現的階段。來到這個階段，不會有阻礙實現未來的事物。可以在未來將一切成真的前提下付諸行動，夢想實現的機率也會提升。

我們有時會在不知不覺中，變成階段一或階段二的狀態。這種時候請不斷告訴自己「未來一定會成真」，讓自己的心情切換成階段三的狀態。

只要能相信「未來一定會成真」，就會讓你鼓起勇氣化為行動。

未來的自己會知道如何實現夢想

對於未來時光的想像移轉到階段三之後，接下來要找到實現夢想的方法。現在的你，或許還找不到實現夢想的方法，但是「那個人」應該會知道如何完成這個夢想。

「那個人」，就是未來已經夢想成真的你。去問問未來的你自己，「怎麼做才能實現夢想」吧！

為了去詢問未來的自己，所以在這個課程中要幻想出一個虛擬時光機，接著要想像自己去到你夢想已經成真的未來。

雖然只是在腦海中想像，不過一見到未來自己的夢想已經實現的模樣，你渴望夢想成真的情緒一定會越發高漲，充滿勇氣付諸行動。而且未來的自己會傳授實現夢想的方法，因此會讓人湧現力量進一步敢於挑戰。

---

❶決定目的地

首先要決定目的地。設定好要前往哪個夢想成真後的未來，這個未來是在幾年後的幾日幾日幾點鐘的什麼地方。舉例來說，3年後的5月11日上午10點，你新成立的公司讓許多人歡天喜地的未來等等。如果不知道目的地在哪裡，就像計程車不知道要開往何方一樣，潛意識也無法帶領你去到未來。只要大概想出一個目的地即可，憑直覺決定就好。目的地設定好了之後，再出發到夢想已經實現的未來去旅行。

❷幻想時光機的模樣

請想像眼前有台時光機的模樣。幻想一下時光機的外型，並想想看自己搭上這台時光機的情景。

❸開著時光機前往夢想成真後的未來

你搭上的這台時光機開始慢慢動了起來，朝著你期望的未來前進。時光機的速度越來越快，沒多久便抵達你夢想已經成真的未來。

在四周你有看到什麼嗎？

你正在那裡做什麼呢？

還有其他人在嗎？
你有聽見什麼聲音嗎？
那是誰在說話的聲音呢？
或是你有從這個環境聽到什麼聲音嗎？
此時你的身體有什麼感覺嗎？
回答這些問題的同時，試著仔細觀察一下未來的光景。

❹ 從夢想實現後的自己獲得啟發

請詢問未來夢想成真後的你：「怎麼做才能實現夢想？」獲得啟發才能使夢想成真。然後感謝未來的你告訴自己如此重要的事。

❺ 要求未來夢想成真後的自己給自己一句話

請求未來已經實現夢想的你，給現在的你一句話。

❻ 設定一個記號

設定一個記號，以便能隨時回到那個地方。設定的記號可以是在那個地方看得到的象徵物。請從映入眼簾的某些事物擇一即可。

❼回到現在

接下來請再次搭上時光機，回到「現在這個地方」。

❽記在筆記上

記錄下來，以免忘了方才見到的事物或接收到的訊息。

做過這項想像作業之後，有些人會見到從未想見的幸福未來。潛意識裡能讓人夢想成真的啟發無限之多，透過這項作業，你就能讓身處潛意識裡的自己獲得必需的資訊。內心不安覺得夢想可能不會實現的時候，你隨時都可以藉由這項作業回想曾經見過的未來景色，讓你得到希望與勇氣，隨後再請你邁開大步迎向未來。

最後我要送給朝著未來一步步前進的你一句話，每次聽到這句話的時候，我都會心跳耳熱，勇氣滿滿。

你自己必須成為，
你在世上想見到的那個改變。

——聖雄甘地

附錄～給我勇氣克服困難的幾句話

只要自己不放棄自己，人生就不會「輸」。

——齋藤茂太

往上爬吧！輸過的經驗總有一天將成為你莫大的資產。

——井上雄彥（《灌籃高手》作者）

相信吃苦過後會有新的發現。

——鈴木一郎

只要想著人生從負數出發，
接下來只會一路往上爬。

——宗次德二（CoCo 壹番屋創始人）

決定船去哪裡的不是風向，
而是張帆的方式。

——西門．庫柏（麗思卡爾頓酒店前任總經理）

最壞的局面一定潛藏著相對的機會。

——尾田榮一郎（《海賊王》作者）

所有的困境總是雙手抱著送給你的禮物。

——李察．巴哈（《天地一沙鷗》作者）

接下來要做怎樣的夢呢？這點很重要。

——史蒂夫·賈伯斯

一個人的可能性無遠弗屆，
超越本人一般思考的程度。

——約瑟夫·墨菲（《墨菲成功法則》提唱者）

為人點燈，明在我前。

——日蓮

雲的另一頭，總會是藍天。

——露意莎·梅·奧爾柯特（《小婦人》作者）

結語

感謝大家讀到最後。

2019年底，中國湖北省武漢市發生不明原因的肺炎疫情，後來這場疫情判定為新型冠狀病毒感染症（COVID-19）。疫情從武漢市內擴散至中國各地，後來還蔓延全世界，2020年3月WHO（世界衛生組織）宣布新冠病毒疫情進入「全球大流行（Pandemic）」。

新冠疫情擴大，直接衝擊了我們的生活。2020年3月之後，預定舉辦的演講全數取消，不知道何時才能重新開始活動，讓人深感不安，此時和我一樣工作停擺或是失業的人應該高達數萬人。於是我在想，這些人是不是和我一樣感到不安，在看不見出口的隧道中充滿絕望？

身為一名心理治療專家，現在的我能做些什麼呢？如何才能為身處於隧道中，看不見出口的人們帶來一線曙光呢？我日復一日都在思考這件事。於是我為了讓身感不安及絕望的人，能夠從絕望中站起來，再次勇往向前，並朝著全新的未來邁進，我終於理出了一個頭緒，我想從心理學的領域，將這世上的智慧傳授給大家。

每次遭逢重大困境時，我們的不安及恐懼都會愈演愈烈，變得情緒化。被害者意識增強，開始諸多抱怨，有時還會陷入絕望。

但是光這樣，並無法開創出自己期望的未來。

我們可以重新站起來好幾次。

我們甚至可以從嚴苛的困境中學習、成長。

而且，我們能夠打造個人全新的人生扉頁。

假如所有發生的事情都具有正向意義，對你來說這件事的正向意義為何呢？如果能夠徹底活用這件事的經驗從中學習、成長，這會讓你獲得怎樣的學習、成長呢？

倘若一扇門關了，必有一扇門會打開，你想在人生中打開的這扇門，會通往怎樣的可能性呢？

假使人生低谷知天命，你的天命是什麼呢？

你的內心會感到開心的事是什麼呢？

你的靈魂追求的是什麼呢？

請你無論發生哪些變化，都要不斷適應這些變化，為需要的人盡己所能，開創自己內心期望的未來。你一定做得到。

衷心祈盼這本書介紹的內容，能夠稍稍讓你的內心放鬆下來、變得積極向前，並能幫助你開創出期望的未來。

執筆期間，謝謝眾多人士的協助。

由衷感謝教我心理學美好之處，為內心黑暗帶來曙光的社會產業教育研究所岡野嘉宏先生。

由衷感謝當年在筑波大學時跟不上程度，卻一直鼓勵我的指導老師板垣了平先生。由衷感謝在千葉大學研究所給我指導，讓我有勇氣出版本書的上杉賢士先生。

由衷感謝教我全世界心理學美好之處的鈴木信市先生、克里斯蒂娜·霍爾女士、羅伯特·迪爾茲先生、理查德·鮑爾斯塔先生、阿諾德·明德爾先生、蘿珊娜·埃里克森女士、艾薩拉·洛夫喬伊女士、千倍康先生。

由衷感謝教我「前途一片光明」這句話的習慣專家佐藤傳先生，由衷感謝教我問自己「這輩子做什麼才能讓周遭人變幸福」有多重要的 Human and Hospitality 研究所高野登先生。

衷心感謝一直陪我討論，給我明確建議的 PRESIDENT Inc. 金久保徹先生、桑原奈穗子女士。

衷心謝謝總是在我身邊支持我的孩子們與家人們。

最後還要誠心感謝閱讀本書的每一位讀者。

加藤史子

2020年7月 寫於安曇野

國家圖書館出版品預行編目資料

走出困難的冥想習慣：化困難為機會的七種方法，迎向人生新階段 / 加藤史子著；蔡麗蓉譯 .
-- 初版 . -- 新北市：幸福文化出版社出版：遠足文化事業股份有限公司發行 , 2022.04

面；　公分 . -- (健康養生區 Healthy Living ; 18)

ISBN 978-626-7046-49-4(平裝)

1.CST: 超覺靜坐 2.CST: 生活指導

411.15　　　　　　　　　　　　　111002174

健康養生區 Healthy Living 018

走出困難的冥想習慣

化困難為機會的七種方法，迎向人生新階段

作　　者：加藤史子（Kato Fumiko）
譯　　者：蔡麗蓉
責任編輯：梁淑玲
封面設計：楊啟巽
內頁編排：王氏研創藝術有限公司
特別感謝冥想影音引導老師：沈伶

出版總監：林麗文
副 總 編：梁淑玲、黃佳燕
主　　編：賴秉薇、高佩琳
行銷企畫：林彥伶、朱妍靜
印　　務：江域平、李孟儒

社　　長：郭重興
發行人兼出版總監：曾大福
出　　版：幸福文化／遠足文化事業股份有限公司
地　　址：231 新北市新店區民權路 108-1 號 8 樓
網　　址：https://www.facebook.com/happinessbookrep/
電　　話：（02）2218-1417
傳　　真：（02）2218-8057
發　　行：遠足文化事業股份有限公司
地　　址：231 新北市新店區民權路 108-2 號 9 樓
電　　話：（02）2218-1417
傳　　真：（02）2218-1142
電　　郵：service@bookrep.com.tw
郵撥帳號：19504465
客服電話：0800-221-029
網　　址：www.bookrep.com.tw

法律顧問：華洋法律事務所　蘇文生律師
印　　刷：通南印刷有限公司
初版一刷：2022 年 4 月
定　　價：350 元